MW01233140

Allenamento a casa per Principianti

Tornare in Forma in 5 Settimane, con Esercizi Semplici da Fare a Casa Propria

Briar Scot Paget

Avviso al Lettore:

Siete pregati di notare che le informazioni contenute in questo documento hanno scopo esclusivamente educativo e di intrattenimento. È stato fatto tutto il possibile per fornire informazioni accurate e aggiornate. Non è implicita alcuna garanzia. I lettori riconoscono che l'autore non si impegna a fornire consigli legali, finanziari, medici o professionali. Il contenuto di questo libro deriva da varie fonti. Si prega di consultare un professionista autorizzato prima di seguire le pratiche descritte in questo libro.

Leggendo quanto sopra, il lettore accetta che in nessuna circostanza l'autore potrà essere ritenuto responsabile per eventuali perdite, dirette o indirette, subite a seguito dell'uso delle informazioni contenuto in questo libro, inclusi eventuali errori, omissioni o imprecisioni.

Indice

Introduzione

Da bambino, ero un po' sovrappeso. All'epoca la cosa non mi creava problemi: partecipavo ai giochi di squadra e i bambini non erano cattivi come lo sono oggi. O almeno non nella scuola dove andavo io. Ero abbastanza popolare e avevo un sacco di amici. Non avevo nessun motivo per preoccuparmi del mio peso. Ero un bambino: avevo di meglio a cui pensare. Era un po' come chiudere tutto in una scatola e nasconderla in fondo all'armadio, con la promessa di occuparmene più avanti... forse.

La verità è che quel momento non arriva mai. Almeno non finché non ci si ritrova a dover affrontare un trasferimento e a quel punto le scatole non sono più una, ma sette, piene di cose che non hai mai risolto.

Fu esattamente così che mi sentii riguardo al mio peso quando andai al liceo. Non ero ancora un obeso patologico, solo sovrappeso, ma guardando tutti quei ragazzi magri mi sentivo un pachiderma a confronto. Non c'è poi molto spazio per il romanticismo quando la tua vita è piena di odio verso il proprio corpo. Gli adolescenti sono i veri cattivi. Le reginette che adorano farti sentire uno schifo solo per sentirsi bene con se stesse. I ragazzoni tutti muscoli e niente cervello che si

1

divertono a minare costantemente la tua autostima. Il liceo, amici miei, è stato un incubo. Mi piace dare la colpa al mio peso, ma la verità è che non è stata colpa mia; erano gli altri a comportarsi da veri stronzi. Era colpa loro che non avevano abbastanza cervello da dire qualcosa di carino invece di ferire costantemente una persona. Il problema è che io gli credevo. Gli credevo quando dicevano che non sarei mai piaciuto a nessuno. Gli credevo quando mi dicevano che ero grasso, brutto e insignificante.

Il punto di tutta questa storia deprimente è che il peso può fare una grande differenza nel modo in cui una persona vede se stessa. Ci si sente brutti, sia fisicamente che mentalmente. E sappiamo che appena girate le spalle, ci sono persone che bisbigliano cattiverie su di noi. E sappiamo che il nostro corpo deve fare gli straordinari per tenere in vita noi e tutti quei chili di grasso in più.

La dura verità è che nessuno può fare niente per cambiare tutto questo. Ci sono state tantissime proteste e tante chiacchiere sul "body positive", ma si è risolto qualcosa? Qualcuno pensa davvero che tutto questo farà la differenza?

Mettendo da parte il bullismo, essere sovrappeso è un rischio per la salute e la propria salute dovrebbe essere una priorità per ogni essere umano.

Mangiare correttamente però non risolverà tutti i tuoi problemi.

Ho seguito un numero infinito di diete, dalla chetogenica a quella vegana, fino alle diete di 28 giorni che ti fanno venir voglia di mordere le pareti dalla fame. Ho seguito Weigh-Less, il conteggio di carboidrati e ne ho eliminato la maggior parte. Non ricordo neanche l'ultima volta che ho messo lo zucchero nel caffè o nel tè. Ci sono di continuo questi annunci, troppo belli per essere veri, su come perdere peso con certe diete, ma quello che nessuno dice è che i risultati che mostrano possono arrivare solo se la dieta è accoppiata all'esercizio fisico.

E' facile perdere la speranza quando non si perdono 3 kg a settimana come prometteva la pubblicità, ma è praticamente impossibile perdere peso, senza morire di fame, se non ci si allena. Se si rimane fermi a sedere tutto il giorno, non si bruciano abbastanza calorie. Continuerai ad accumulare e accumulare peso anche se stai mangiando in modo sano.

Così, quando ho compiuto 16 anni, ho pregato i miei genitori per andare in palestra.

Cavolo, odiavo la palestra.

Avrei preferito essere a scuola piuttosto che in palestra. Odiavo la sensazione del sudore sul mio corpo. E non sopportavo gli sguardi di tutti quei palestrati che mi osservavano come se fossi un'attrazione da circo mentre ero sul tapis-roulant. A quel punto della mia vita, ero ormai abituato a tutto ciò. Ma non era meno doloroso.

Durante le vacanze estive, persi abbastanza peso da sentirmi abbastanza sicuro del mio corpo. Era una sensazione che non avrei mai creduto possibile. Alzarsi dal letto era sempre stata un'impresa quando ero a dieta, ma da quando avevo iniziato ad allenarmi era tutto scomparso. Ero energico, carico e con una nuova visione della vita. Niente avrebbe potuto buttarmi giù.

Quando però sono passato all'età adulta, dovendo provvedere a me stesso, non riuscivo più a pagare le spese della palestra così dovetti sospendere l'abbonamento. Per quanto odiassi andare in palestra, adoravo la sensazione che mi dava l'esercizio fisico. Era fantastico. Il percorso era terribile, ma la ricompensa era fantastica.

Nel tentativo disperato di mantenere il fisico per cui avevo lavorato così duramente e che mi aveva portato una soddisfazione enorme nella vita, feci più ricerche possibili sull'allenamento in casa.

Adesso ascoltatemi bene, amici: ci sono un sacco di guide per gli esercizi che sono solo spazzatura. Ne ho provate fin troppe. Alcune mi hanno provocato dei dolori così forti che il giorno dopo potevo a malapena camminare, altre erano troppo noiose e non aiutavano minimamente il mio fisico. Era difficile trovare il giusto equilibrio. Dovevo prendere qualcosa da una guida, qualcosa da un'altra e metterle insieme. Dovevo aggiungere serie di ripetizioni, ridurle o modificarle. Ci ho impiegato quasi un anno per trovare la guida perfetta all'allenamento. Ho pensato più volte di lasciar perdere, ma sapevo che se lo avessi fatto una volta, sarei ricaduto in quella fossa che mi ero scavato da adolescente. E non avevo nessuna intenzione di tornarci. Non avrei mai permesso che tutto quel lavoro andasse sprecato.

Da tutto questo ho imparato che è facile arrendersi e che trovare gli esercizi giusti da fare è molto più difficile senza un allenatore pronto ad aiutarti. Ecco perché io sono qui.

Capitolo 1:
Motivazione

Storie Motivazionali

Personalmente, la motivazione è il mio peggior nemico. Non sono certo una persona pigra, ma c'è differenza tra fare le faccende e allenarsi. Fidatevi, c'è una bella differenza. E non c'è cosa peggiore di essere belli rilassati e ricordarsi all'improvviso di avere un appuntamento col tapis-roulant. Te ne rimani lì, seduto per una bella oretta a cercare una buona ragione per saltare quell'impegno. E se non trovi una buona ragione, ecco che passi un'altra ora a provare a pensare ad una scusa per aver comunque cancellato.

Una cosa che mi motiva tantissimo sono le storie che parlano di successi. Nel tentativo di dare carica a te, lettore, ho intervistato alcune persone tra quelle che si allenano con me. Ecco sette storie motivazionali che cambieranno il tuo modo di guardare all'esercizio fisico.

❖ Una battaglia contro il cancro

Quando Bethany aveva ventiquattro anni, le fu diagnosticato il cancro al seno. Bastò una visita per farle crollare il mondo addosso. Dopo la diagnosi, per un mese intero fu colta da una profonda depressione, la sua famiglia iniziava a essere sempre più preoccupata per la sua salute fisica e mentale. Nel tentativo di riportarla a combattere contro quella malattia, presero le redini della situazione. Presentarono a Bethany una donna che aveva affrontato il cancro per gran parte della sua vita adulta. La donna le disse che allenarsi era stata una delle poche cose che era riuscita a farla sentire viva.

Bethany, ritrovata un po' di speranza e supportata dalla famiglia, iniziò ad allenarsi. Con una dieta adeguata e un piano di allenamento adatto, Bethany passò dal correre per meno di un minuto a surclassare anche le persone "sane". Ha ricevuto la notizia di essere in remissione un mese dopo il suo venticinquesimo compleanno e ad oggi è pulita e in salute da sette anni.

Bethany giura che è stato proprio l'esercizio fisico a salvarle la vita. Ha spesso incontrato degli scettici e molte critiche, ma la sua motivazione è certamente una grande fonte di inspirazione. La sua storia ha motivato tantissimi pazienti affetti da cancro a combattere per la propria salute, contribuendo così a salvare molte vite. La sua determinazione è davvero encomiabile.

❖ Disordini alimentari

Questa è la storia di due persone. Frank, che ha lottato con l'obesità fin da bambino, e Amanda, già anoressica, che ha successivamente sviluppato problemi di bulimia.

Frank era quello che si definisce un "mangiatore emotivo".

Ogni volta che era triste, affogava i dispiaceri in un Big Mac; quando invece era felice, festeggiava con una bella torta e quando di umore neutrale, non si faceva mancare certo un gelato. Aveva una relazione del tutto tossica con il cibo e non se ne rese conto fino a quando fu quasi sul punto di morire proprio a causa del suo peso. Frank però amava il cibo, e non avrebbe mai rinunciato ad abbandonare per sempre l'idea di mangiare un Big Mac. Era però disposto a rinunciarci, sapendo che prima o poi avrebbe potuto averlo di nuovo, ma per arrivare a quel giorno, Frank avrebbe prima dovuto allenarsi. A cinque anni di distanza da quello spavento in cui ha rischiato la vita, non ha ancora mangiato quel Big Mac. Gli chiesi il perché di quella scelta visto che adesso poteva esibire un addome scolpito e dei pettorali torniti. Frank accennò una risata e mi disse che si era reso conto di quanto il suo rapporto col cibo fosse sbagliato. Si concede ancora del cibo spazzatura di tanto in tanto, ma giuro di non aver mai più mangiato un Big Mac proprio perché aveva assunto per lui un valore simbolico, di un periodo della sua vita a cui non voleva tornare. Ha lavorato troppo duramente per poter tornare indietro.

Quando Amanda mi ha raccontato la sua storia, aveva le lacrime agli occhi. Per tutto il liceo era stata molto sottopeso. Mangiava a malapena. La sua famiglia era così preoccupata che dovevano costringerla a mangiare. Sapendo di non poterla aver vinta con loro, si forzava a mangiare, ma subito dopo con una scusa si recava in bagno per vomitare.

Non sapeva bene se fosse dovuto allo stress o alla poca autostima. L'unica cosa che sapeva era che aveva il bisogno irrefrenabile di essere più magra possibile. Mi ha anche raccontato di un obiettivo che voleva raggiungere: seduta sul water, voleva vedere il bordo vuoto tra le gambe. Per quanto possa sembrare assurdo, era convinta di dover raggiungere quell'obiettivo e niente l'avrebbe fermata. Amanda e una sua amica avevano lo stesso identico problema con il proprio corpo, purtroppo però, un giorno Amanda ricevette una telefonata.

La sua amica, Jenny, era finita in ospedale per gli effetti della mancanza prolungata di cibo. In quel momento, Amanda si rese conto delle condizioni di Jenny e capì che doveva fare dei cambiamenti drastici o anche lei avrebbe fatto la stessa fine.

Si rese conto di aver completamente sconvolto il suo corpo e che se davvero voleva recuperare la sua forma fisica, mangiare bene non sarebbe bastato. Per avere di nuovo muscoli e forza, Amanda sapeva che un'alimentazione corretta non sarebbe stata sufficiente. Doveva allenarsi. In quel modo avrebbe comunque bruciato calorie, ma parallelamente avrebbe anche mangiando sano. Amanda scoprì così che le piaceva a tal punto allenarsi che aveva assolutamente bisogno di mangiare per sostenere il suo corpo e lo sforzo fisico. Non poteva allenarsi senza mangiare correttamente così si costringeva a farlo per poter portare avanti quella nuova passione.

❖ Fibromialgia

Questa storia è abbastanza personale e tocca persone a me care.

Mia mamma combatte con la fibromialgia da quando aveva dodici anni. Dopo la morte improvvisa e brutale di suo fratello, cadde in una spirale che la trascinava sempre più in basso. Non sono neanche così sicuro che si ricordi poi molto della mia adolescenza. Per tutto il periodo tra i miei 12 e i 15 anni, mia mamma è stata solo il guscio vuoto e depresso della donna che era.

Le avevamo provate di tutte per cercare di migliorare la sua salute, ma la fibromialgia è un demone con ben poche debolezze. Le aveva risucchiato anima e corpo. Riusciva a malapena ad alzarsi dal letto per il dolore. Era caduta in un buco nero da cui pensavo non sarebbe mai più riuscita ad emergere e contro cui eravamo impotenti.

Un giorno, mia mamma zoppicava. Non era il classico zoppicamento di chi cammina poggiando su una gamba dolorante, era più un movimento che ci fece gioire il cuore.

Venne fuori che si era unita ad un gruppo di supporto per persone con fibromialgia su Facebook. Si stavano organizzando per esercitarsi quotidianamente insieme ai membri del gruppo. Ogni giorno, uno dei membri avrebbe ospitato la lezione.

Erano anni che non vedevo mia madre in quel modo. Probabilmente, era da così tanto che non si sentiva parte di qualcosa, che anche l'idea di quel piccolo cambiamento la eccitava tantissimo.

All'inizio non fu semplice. Mia mamma aveva la tendenza a strafare e l'esercizio troppo intenso non era adatto al suo corpo. Pensavamo che si sarebbe arresa, ma non l'ha mai fatto. Andò ad ogni incontro, anche solo per riscaldarsi un po'. Ogni minima cosa era una conquista per lei e questo era ciò che contava. Era tutto ciò che voleva. Mia mamma descrive la fibromialgia come "essere rinchiusi nella propria testa". Il suo cervello non elabora il dolore come il nostro e di fatto amplifica ogni sensazione dolorosa. Allenarsi la ha aiutata ad uscire dalla propria testa e a tornare nel mondo reale. Anche se è stato doloroso, e in parte ancora lo è, non smetterà mai di farlo perché è una presa di posizione. Il simbolo che ancora non è morta, che ha ancora qualcosa da dare al mondo.

Che ci crediate o meno, l'esercizio fisico è ideale per la fibromialgia e questo è evidente nella vita di mia mamma. La sua vita è stata rivoluzionata in positivo dall'allenamento e io ne sono fermamente convinto.

❖ Riabilitazione

Uno degli uomini del mio gruppo di sportivi, Graham, da adolescente ha avuto un incidente terribile durante una scalata in montagna. Era in gita con degli amici, nonostante le proteste dei genitori, e decisero di provare a scalare una parete rocciosa. Ora, credo che tutti sappiamo bene quanto a volte gli adolescenti, soprattutto i maschi, si comportino da stupidi. Si sfidano per far colpo uno sull'altro e impressionare gli amici.

Sfortunatamente, quando fu il turno di Graham di mettersi in mostra, perse la presa e cadde. I dottori dissero che era quasi impossibile sopravvivere a una caduta del genere e che il suo era stato quasi un miracolo. Graham non si sentiva per niente miracolato. Non poteva quasi più camminare. Quella spensieratezza, quell'energia, era svanita per sempre. Sapeva che non sarebbe mai più stato lo stesso. Ne era certo, proprio come era certo che il solo brillasse e che il cielo fosse blu. Nessuno avrebbe potuto aiutarlo. L'ultima speranza rimaneva la fisioterapia.

Graham, testardo com'era, si rifiutava di credere che la fisioterapia lo avrebbe potuto aiutare. E aveva ragione. La fisioterapia non poteva aiutarlo fintanto che lui non si decideva ad aiutare se stesso.

Un giorno, Graham si svegliò con una nuova determinazione. Non sapeva da cosa derivasse, ma ne fu grato.

Quel giorno, si recò a fisioterapia con un atteggiamento completamente diverso e nessuno poteva credere ai progressi che riuscì a fare in una sola sessione. Il palestrato che era stato prima dell'incidente tornò a fare capolino e i suoi muscoli ripresero a supportarlo. Nessuno riusciva a capire come fosse accaduto. Ogni persona che parlava con lui pensava stesse mentendo, ma Graham non ci fece troppo caso e oggi, a cinque anni da quella brutta esperienza, non mostra la minima esitazione nella sua camminata. Secondo lui, si è trattato del mix perfetto tra gli allenamenti che faceva prima dell'incidente e gli esercizi per principianti a cui si era sottoposto dopo la caduta. Dalle flessioni agli affondi, Graham è ancora oggi grato per ogni esercizio che ha fatto. Giura che siano stati proprio quelli a salvargli la vita e di certo possiamo credergli.

❖ Sconfiggere i propri demoni

Abbiamo tutti dei demoni interiori. Quella voce nella nostra testa che ci dice che non siamo abbastanza. Che non abbiamo alcun valore. Sono quei demoni che lavorano sui nostri punti deboli, che ci portano verso uno stato di ansia e ci fanno dubitare di noi stessi. Serve un vero e proprio esercito per combattere certi demoni e spesso non abbiamo abbastanza risorse per nutrire quell'esercito.

Laura-Anne soffriva di depressione da quando era bambina. Molta gente pensava che fosse semplicemente pessimista e malinconica. I suoi genitori pensavano che la depressione fosse soltanto immaginaria e superficiale, un modo per richiamare la loro attenzione. Laura-Anne crebbe pensando di essere pazza. Crescendo però, capì che era il resto del mondo a sbagliarsi e questo la fece arrabbiare ancora di più. Doveva trovare un modo per allenare la tensione che sentiva, per riuscire a staccarsi dai suoi pensieri

Laura-Anne scelse di iniziare ad allenarsi.

"Provavo come una sensazione di sollievo dopo aver sfinito il mio corpo in palestra. Era come se a quel punto non avessi più energie per la depressione. Così iniziò la mia rinascita. Era l'unico modo per sentirmi al sicuro dalle grinfie di quella tremenda malattia. Era come se la mia mente riuscisse a concentrarsi solo su una cosa per volta mentre mi allenavo, e cioè sul mio corpo. Non sulla mia tristezza, non su emozioni che non riuscivo a comprendere né sull'autocommiserazione. Le persone spesso non capiscono che le emozioni possono nascere così, senza una ragione precisa. Arrivano e basta. Ho trovato il mio scudo contro certe emozioni grazie all'allenamento. Stancarsi fisicamente era la cosa più giusta da fare nel mio caso. Sono arrivata anche al punto di dovermi allenare tutti i giorni per tenere lontani certi pensieri.

E se salto un allenamento, certe sensazioni tornano a fare capolino. So che può sembrare assurdo, ma anche se fosse solo una strategia con cui sono riuscita ad ingannare il mio cervello, almeno mi ha aiutato anche quando i farmaci non facevano effetto".

❖ Amare se stessi

Riuscire ad amare se stessi è uno degli obiettivi più difficili da raggiungere. È spesso visto come un mito e, a dire il vero, anche io per molto tempo ho pensato lo stesso. In questo caso però, sono i fatti a parlare.

C'è qualcosa nella nostra mente che ha la tendenza a sminuirci. Le donne raramente si vedono abbastanza magre o abbastanza carine e gli uomini pensano che le donne vogliano semplicemente qualcuno con un corpo come The Rock quando in realtà sono interessate più a qualcuno come Mark Wahlberg. La verità è che niente di quello che gli altri vi potranno dire vi farà sentire meglio. Una volta che la nostra mente ha deciso, è così punto e basta.

L'unico modo per migliorare questa situazione è lavorarci su.

L'esercizio fisico porta a rilasciare "l'ormone del benessere" che aiuta a rendere l'allenamento quasi una droga per certe persone. Adorano l'euforia del dopo allenamento. Ora, se siete intelligenti, potete sfruttare questo senso di euforia per sentirvi meglio con voi stessi. Se vi sentite bene, vi sentirete subito meglio anche con voi stessi. È logico! Ci sono molte storie, moltissime storie, di persone che hanno ritrovato se stesse grazie all'allenamento. Anche se non hanno perso peso, o in quei casi in cui hanno messo su qualche chilo, allenarsi è stata comunque una svolta.

Non so bene come funzioni e forse ho un po' paura di comprendere il meccanismo alla base di questa connessione: scoprire la magia dietro alle proprietà benefiche potrebbe forse rompere l'incantesimo. E di certo, la gente non può permettersi di perdere una delle ragioni che gli fa amare di più se stessi.

❖ Fregarsene

A volte, quando mi sento particolarmente masochista e ho voglia di punirmi, mi reco in palestra per osservare tutte quelle bellissime persone in perfetta forma fisica e mi spingo a lavorare ancora di più, perché anche io voglio avere un corpo come il loro. È folle.

C'è questa palestra vicino a casa mia, e il proprietario è una persona davvero fantastica. Derrick è la persona più entusiasta e fastidiosa che abbia mai incontrato in vita mia. È una di quelle persone sempre troppo gentili. Avete presente? Una di quelle persone che sprizza di gioia già di prima mattina. Creature mitologiche. La prima volta che lo incontrai fu molto seccante. Avrei proprio voluto tirargli addosso un manubrio. Sì, ridete, ma è così. Ogni sua parola mi dava sui nervi. Per farla breve, non mi piaceva e lui lo aveva capito benissimo. Il che lo rese ancora più fastidioso perché la sua missione di vita divenne quella di farmi arrabbiare.

Un giorno però, mentre aspettavo un passaggio, visto che avevo la macchina dal carrozziere, Derrick mi fece compagnia. Non avendo niente di meglio da fare e non volendo essere più maleducato di quanto fossi già stato con quel pover'uomo, ci mettemmo a parlare seriamente. Gli chiesi della palestra e mi raccontò una storia davvero drammatica su come fosse iniziata la sua avventura nel mondo dello sport.

Derrick aveva 20 anni, era fissato con i videogame e viveva nel seminterrato a casa della madre. All'epoca, Fornite non esisteva e internet doveva ancora prendere piede. Era un personaggio perfetto per "La Rivincita dei Nerd", il che era difficile da immaginare visto il suo fisico da super palestrato.

Mi raccontò dei suoi problemi col peso.

Trascorreva giornate intere a sedere, alzandosi solo per andare in bagno. Sua madre gli portava cibo e spuntini ed era arrivato addirittura a dormire sulla poltrona reclinabile su cui giocava. Era arrivato a pesare oltre 130 chili e stava buttando via anni di vita. A malapena vedeva la luce del sole e beveva quasi solo vodka.

Riuscivo a immaginare perfettamente quella situazione. Mentre parlava, Derrick gesticolava e la sua voce era piena di emozioni. Era bravissimo a raccontare certe storie anche se, all'epoca, non glielo avrei mai detto visto che mi stava ancora molto antipatico.

130 chili divennero poi 280 e a quel punto riusciva a fatica a passare attraverso la porta. Doveva persino mettersi di lato per entrare nel bagno attraverso la porta. Il colpo peggiore per il suo ego però fu quando non riuscì più a entrare nel pick-up del suo migliore amico e dovette sedersi nel cassone. Era come un macchinario pesante che non riusciva a entrare nell'abitacolo e doveva essere trasportato nel retro del furgone.

Aveva toccato il fondo. Non poteva andare peggio di così. Da una parte sapeva che non avrebbe mai perso peso se non avesse fatto qualcosa subito. Non era neanche sicuro di riuscire a farcela, ma doveva almeno provarci. Dall'altra era consapevole che la sua salute era a rischio: a un certo punto il suo corpo avrebbe ceduto e non ci sarebbe stato più niente da fare. Riusciva a malapena a salire le scale del seminterrato. Doveva assolutamente fare qualcosa per rimettere la sua vita in sesto.

Così Derrick iniziò ad allenarsi. Iniziò a casa: si sentiva troppo in imbarazzo per andare in palestra ogni giorno. Comprò alcune vecchie videocassette per fare esercizi in casa, fuorimoda e probabilmente inefficaci. Ma a Derrick non importava. Ci stava provando e quella era l'unica cosa che contasse.

Perse cinquanta chili, poi cento, poi centocinquanta. Arrivò a essere 110 chili e si sentiva alla grande. Si sentiva un vincente. Ed era finalmente pronto ad andare in palestra.

Gli allenamenti a casa ormai erano troppo leggeri. Allenarsi era diventato come una droga, non poteva più farne a meno.

La palestra per Derrick fu un'esperienza orribile. Non solo ridevano e lo prendevano in giro, ma anche gli allenatori gli facevano pesare la sua taglia. Non gli importava niente di tutto il peso che aveva perso. Guardavano soltanto i chili che doveva ancora buttare giù.

Derrick però non aveva perso 150 chili per farsi prendere in giro in quel modo. Così, proprio come si vede in quei film motivazionali, si buttò a capofitto nella sua missione, fregandosene di loro. Dette tutto se stesso, dedicando mattinate e pomeriggi interi alla palestra.

Nessuno riusciva a credere alla sua trasformazione. Si era trasformato nel megafusto della zona e all'improvviso, erano tutti colpiti da lui. Derrick non sopportava tutta quella falsità, così venne via e aprì la sua palestra.

"Non voglio che nessuno si senta come mi sono sentito io quando sono entrato in quella palestra per la prima volta", disse. "Sai, ci sono cose che possono veramente devastare una persona. Ti alleni eppure ci sono sempre quei tipi che sentono il bisogno di farti capire quanto fai schifo. Vogliono proprio che ti senta spazzatura. Non so perché certa gente si comporti così, ma mi fa davvero arrabbiare. So di essere una persona ostinata, e questo lato del mio carattere mi ha permesso di fregarmene, ma altre persone sono più fragili. Non hanno la forza per reagire. Forse non hanno abbastanza autostima. Ecco perché ho creato questo posto. Dove ogni persona sovrappeso è la benvenuta e i bulli vengono presi a calci nel sedere".

Ci pensai su. Avevo sentito le lamentele di diversa gente verso la palestra dopo essere state cacciate. Non avevo mai capito il perché, ma adesso lo sapevo. Sapevo che si stava esponendo per un altro Derrick, un altro che stava cercando di farcela.

Derrick è l'esempio perfetto di cosa una persona può raggiungere fregandosene degli altri, di quelli sempre pronti a sminuire e attaccare il prossimo. È l'uomo perfetto da mettere su un manifesto motivazionale.

Se un uomo di 270 chili può perdere tutto quel peso e avere l'aspetto di Chris Hemsworth, voi potete certo fare qualche squat a casa.

Consigli per Rimanere Motivati

❖ Diari e calendari sono vostri amici

Quando vi allenate è importante tenere traccia dei vostri progressi. Anche per me, annotare i miei miglioramenti su un diario è un ottimo modo per restare motivato. Perché? Ogni volta che mi viene voglia di mollare, guardo il diario e guardo da dove sono partito e dove sono arrivato. A volte questo è tutto quello che serve per rimanere motivati.

❖ I diari sono anche ottimi per stabilire degli obiettivi e pianificare come raggiungerli

Dall'altro lato, i calendari hanno comunque le stesse funzioni. Aiutano a tenere traccia dei progressi e dei propri obiettivi.

La disposizione grafica è ottimale: se entro venerdì volete riuscire a fare dieci flessioni, dovete scriverlo in bella vista così da tenerlo sempre bene a mente. Scrivere gli obiettivi nero su bianco li rende indelebili e vi spingerà a non trascurarli. È uno stimolo per il cervello.

❖ Eliminate la negatività

Adesso, fate un giro per casa ed eliminate qualsiasi cosa negativa che vedete. Buttate tutto nella spazzatura. Dico sul serio. Prendete un sacchetto e perlustrate la casa. Se le cose negative che vi circondano sono nella vostra mente, immaginate di eliminare anche quelle e buttarle nella spazzatura. L'immaginazione è uno strumento potente e facendo così potrete convincere il vostro cervello che la negatività sia scomparsa. In questo modo potrete concentrarvi esclusivamente sulle cose positive.

❖ Circondatevi di motivazione

Parlo di poster con gatti, discorsi di Tony Robbins, cartelli con scritto "tu puoi farlo" da appendere al muro, qualsiasi cosa che vi dia la voglia di alzarvi dal divano, smettere di mangiare popcorn piangendo davanti al Titanic e iniziare a fare *qualcosa*. Per quanto mi riguarda, non c'è niente di meglio che un poster con un gatto appeso ad un ramo che dice "tieni duro" per spingermi a tenere ancora più duro con dieta e allenamento.

Quello che voglio dire è che qualsiasi cosa vi circondi dovrebbe motivarvi. Il mondo è un posto bellissimo, pieno di progetti da intraprendere e di gente che ha bisogno di una bella spintarella. Circondatevi di persone che vi supportino e vi motivino. E allontanate tutto il resto. La gente che non si impegna per ottenere qualcosa nella vita, non vi aiuterà certo a raggiungere i vostri obiettivi.

❖ Fissate un obiettivo

Stabilite traguardi e obiettivi. Ho imparato che partire con poco è il modo migliore. Per esempio, potreste mettere come obiettivo riuscire a fare cinque flessioni prima di passare a dieci. Cinque è il vostro primo traguardo, da raggiungere entro la fine della settimana. Pensate in piccolo. Una settimana per volta o anche un giorno per volta. Pianificare con mesi di anticipo a volte può essere controproducente.

❖ Le attività di gruppo non sono sempre il male

Da bambino, odiavo le attività di gruppo a scuola. Soprattutto i progetti di gruppo. Ero un fondista, cioè mi allenavo sempre da solo. Non ho mai praticato sport di squadra perché raramente andavo d'accordo con gli altri.

Quando però ho iniziato ad allenarmi da casa, mi sono reso conto che mi serviva un po' di compagnia. In pista dovevo continuare ad allenarmi con altri, anche se alla fine la vittoria non dipendeva dalla squadra, ma dal singolo. Nei pochi progetti di gruppo in cui tutti lavoravamo insieme, era anche divertente e ci divertivamo. Anche a voi servirà una compagnia del genere.

Dovete crearvi una comunità. Persone con gli stessi sogni e obiettivi che condividono il percorso, con ostacoli e problemi comuni. Se sei una mamma single, scoprirai magari che nel tuo quartiere ci sono tantissime altre mamme nella tua stessa condizione, che fanno fatica a crescere un bambino e sentirsi al tempo stesso adulte. Magari hanno anche loro difficoltà a perdere perso dopo la gravidanza, anche se sono già passati degli anni. Circondatevi di persone che capiscono cosa state passando e che possono lavorare con voi per raggiungere uno stesso traguardo. Le persone che riescono a riconoscersi in un gruppo hanno anche la tendenza a controllare come procedono i progressi degli altri membri. Si creerà così una competizione positiva che vi motiverà ancora di più.

❖ Mangiare sano

Mio fratello diceva sempre che voleva la libertà di mangiare qualsiasi cosa desiderasse e per fare ciò si allenava costantemente per mantenersi in forma. In quanto suo fratello, era mio dovere dirgli che le cose non funzionano proprio così. Non si può andare avanti con McDonalds e altro cibo spazzatura e allenarsi per bruciare tutte quelle calorie ingurgitate. Certo, in questo modo magari non ingrasserete, ma non avrete mai il corpo perfetto che desiderate. Mangiare sano è parte integrante dell'esercizio.

Ho imparato nel tempo che mangiare il cibo giusto invoglia ad esercitarsi. Il motivo? Beh, se mangio pollo, riso e verdure al vapore e dieci uova con una scatoletta di tonno a cena perché voglio avere un perfetto fisico da bodybuilder, di sicuro non salterò l'allenamento il giorno dopo. Sto mangiando quelle cose per uno scopo preciso e non allenarsi manderebbe all'aria quello sforzo. A quel punto avrò mangiato una cena non proprio appetitosa per niente.

Per esempio, io odio l'insalata. Se volessi mangiare insalata costantemente, sarei un coniglio. So però che devo mantenere il mio conteggio calorico piuttosto basso continuando comunque a nutrirmi correttamente, quindi un'insalata di pollo è quello che fa per me. Se non mi alleno però, mangiare quell'insalata non ha nessuno scopo. Ecco ciò che mi motiva. Amo così tanto il cibo che non rinuncerei a qualcosa che mi piace per niente. Forse è una logica stupida, ma per me funziona.

❖ Programmare

Programmate i vostri orari per allenarvi e rispettateli. Proprio così. Rispettateli!

È facile programmare un orario in cui allenarsi, poi però vi viene in mente che avete un dolce in forno o che dovete cucire il vestito per la recita di vostro figlio. C'è sempre qualcosa da fare ed è sempre più importante dell'allenamento. Il vostro corpo è come un cane: ama la routine e gli orari fissi. Quando arriverà quell'orario del giorno, sarà proprio il vostro corpo a dirvelo, a farvi capire che ne ha bisogno. Create un programma che si adatti al meglio a voi e prendetevi quel tempo solo per voi stessi. Tutto il resto può aspettare,

❖ Allenarsi è divertente! Ripetetevelo spesso

Più vi dite che preferireste incastrare la mano nel frullatore e ascoltare Donald Trump che canta, peggio sarà per voi iniziare l'allenamento. Dovete ripetervi che state facendo qualcosa di buono per il vostro corpo e che, anche se non vi entusiasma, le endorfine che produrrete e i risultati che avrete vi piaceranno eccome. Ecco ciò che rende l'allenamento interessante. Eliminate tutta la vostra negatività verso l'esercizio fisico e rimpiazzatela con dei pensieri positivi. In poco tempo diventerà parte delle vostre abitudini, proprio come lavarsi i denti.

❖ Non combattete la dipendenza

È facile che una persona diventi dipendente dal benessere post-allenamento. È tutta questione di ormoni. Vi faranno sentire felici e pieni di energia e per qualche motivo, alcune persone tendono a combattere queste sensazioni. L'unica cosa che posso dirvi è: non fatelo! Non combattete questa dipendenza. Si tratta di una "dipendenza" positiva che non rovinerà, ma anzi migliorerà la qualità della vostra vita. Sfruttatela proprio come se fosse una vitamina che fa bene alla vostra salute.

❖ Playlist e audiolibri

Se non ascolto una playlist, ascolto un audiolibro. Ho però una regola ferrea: posso ascoltare l'audiolibro solo quando mi sto allenando. In questo modo, ogni giorno non vedo l'ora di iniziare con gli esercizi. Sono una di quelle persone che vogliono sempre sapere cosa succede dopo, l'attesa mi uccide. Per essere del tutto sincero, a volte mi sono allenato più di una volta al giorno per finire un audiolibro che mi appassionava particolarmente e questa è proprio la motivazione che dovete cercare! Devono essere audiolibri appassionanti, che vi tengano incollati all'ascolto. Devono stimolarvi e spronarvi a fare esercizio.

❖ Instagram

Oh, pensate alle foto. Se non per il resto, fatelo per le foto. Foto degli allenamenti, foto del dopo allenamento, le foto che potrete farvi quando non vi vergognerete più del vostro corpo. Non c'è limite a quello che potrete postare. Diventate la celebrità di Instagram che avete sempre voluto essere. Se non per voi stessi, fatelo per i followers Le foto sono una motivazione ideale per alcune persone e, anche se può sembrare stupida, funziona! Magari potrete iniziare a farlo per gli altri, ma una volta che avrete iniziato, vi dimenticherete presto dell'attenzione esterna e tornerete a concentravi sui vostri progressi.

❖ Tutto è una gara

Vi ricordate quando i vostri genitori che non tutto è una gara? Ecco, quando si tratta di allenamento, dimenticatelo! Tutto è una competizione in un certo senso. Una gara con voi stessi, un gara con il vostro compagno di allenamento o anche una gara con il vostro obiettivo del giorno. Se fate una flessione in più, allora avrete vinto, e il premio sarà proprio la vostra soddisfazione. Se vi allenate in gruppo, potete anche competere in segreto con gli altri o creare una vera e propria sfida di gruppo. Non solo vi motiverà, ma motiverà anche gli altri. Diventerete voi stessi un motivatore!

❖ Televisione

Pianificate i vostri allenamenti insieme alle vostre serie preferite. Potete sfruttarlo sia come premio per motivarvi ad allenarvi per poi concedervi un episodio, oppure potete allenarvi mentre guardate la serie. In questo modo il vostro cervello assocerà l'esercizio fisico a qualcosa che vi piace.

❖ Se iniziate la giornata con una corsa, sapete già che non può andare peggio di così

Uno dei miei amici mi chiese perché fossi così irremovibile sull'andare a corsa solo la mattina. La mia risposta? "Se inizio la mattinata correndo, so già che la giornata non può andare peggio di così". Può essere un modo stupido di guardare le cose, ma funziona. Se odiate correre, continuate a ripetervi questa frase. È un ottimo modo per motivarvi. Non funziona sempre così, lo so, ma è un modo per ingannare il cervello.

❖ Partire piano

L'errore più grande che fa la gente è quello di partire a bomba. Non potete, è impossibile. Un bambino può camminare senza prima gattonare? No. Allora perché volete farlo? Se non siete abituati ad allenarvi, c'è la possibilità che i vostri muscoli sentiranno ogni minimo movimento, e questo è un bene. Volete sentire che l'allenamento sta funzionando, ma non al punto di avere così tanto dolore da non riuscire a camminare. Le persone vogliono partire a bomba per dimostrare qualcosa, ma è un atteggiamento stupido. Non solo vi preparerete così a fallire, ma vi metterete di fronte ad un allenamento così intenso che avrete paura di affrontare.

❖ Ricordate perché lo state facendo

Ecco perché è così importante fissare un obiettivo. Dovete sempre tenere ben presente perché lo state facendo e usarlo per motivarvi. Se lo fate per la vostra salute, ricordatevelo. Se lo fate per perdere peso, forse dovreste scrivere il vostro obiettivo di peso da raggiungere bene in vista e attaccare un foglietto sul frigo. Magari accanto alla foto del corpo che sognate di avere.

❖ Motivate gli altri

Nessuno vuol essere un ipocrita. Non potete certo motivare qualcuno a fare qualcosa se voi in primis non state facendo niente. Mettete in pratica ciò che predicate! È ideale per motivarvi e bruciare calorie. Avrete un'immagine da portare avanti e l'unico modo di farlo è allenarsi.

❖ Analisi post allenamento

Dopo l'allenamento, scrivete come vi sentite. Spesso è facile dimenticare la sensazione di benessere quando volete convincervi a uscire dal letto per fare esercizio. La parte più difficile è proprio iniziare e mettere nero su bianco come vi sentite dopo della sana attività fisica potrà aiutarvi a ricordare tutti gli effetti benefici anche quando siete demotivati.

Capitolo 2:
Mangiare Sano

Cosa Vuol dire Mangiare Sano?

Molto spesso quando parlo di "mangiare sano" vengo accolto da espressioni disgustate e sguardi terrorizzati.

Nel pensare comune però, c'è un'idea sbagliata su quello che è il mangiar sano. La gente pensa che "sano" significhi soltanto insalate e tè verde. Sono ovviamente cose che fanno bene, ma il mangiar sano non si esaurisce qui.

Mangiare sano implica mangiare tutti i cibi che aiutano a mantenerci in salute. Non è una dieta. Questo è uno stile di vita che dovrà diventare parte integrante della vostra quotidianità.

Mangiare sano è fondamentale per ogni essere umano del pianeta. Non mettereste della benzina scadente nella vostra macchina, giusto? E la macchina è qualcosa di sostituibile. Il vostro corpo no. Non sto dicendo di eliminare completamente la cioccolata, ma che servono scelte più sane.

Niente di ciò che mangiamo ci garantirà di non ammalarci, ma può aiutare il nostro corpo a combattere vari problemi.

Non potrà farvi ammalare, a meno che non abbiate il colesterolo alto, la pressione alta o il diabete. Molto spesso però, l'obesità può causare questi problemi. È importante avere un buon piano alimentare, soprattutto se si hanno difficoltà a seguire una dieta o a controllarsi col cibo.

Perché Dovreste Mangiare Sano?

Ecco alcune ragioni per cui mangiare sano è così importante e fondamentale per il proprio benessere.

❖ Perdita di peso

È probabilmente il motivo principale che vi spinge a farlo in un primo momento. Raramente le persone hanno il desiderio di mangiar sano e allenarsi solo per divertimento o per rimanere in salute. Mangiare sano e fare pasti equilibrati può aiutare nettamente a perdere tutti quei chili di troppo, soprattutto se abbinato all'esercizio fisico. Ecco perché le due cose vanno di pari passo. Non si può pensare di allenarsi e vedere i risultati sperati se non si cambiano anche le proprie abitudini alimentari. Perdere peso comporta di per sé una lunga serie di benefici, tra cui una vita più sana.

❖ Salute generale

Esiste la falsa credenza che tutte le persone magre siano sane, e che tutte le persone sovrappeso siano malata. Nonostante possa essere vero in certi casi, non è una verità assoluta.

Non tutte le persone magre mangiano cibi sani e non tutte le persone sovrappeso mangiano cibo spazzatura. Alcuni sono semplicemente più fortunati di altri. Mia mamma mi diceva sempre che mangiare sano mi avrebbe aiutato a crescere forte e a combattere le malattie, ma non le ho mai crestuto. Sono sempre stato un bambino cagionevole. Da quando però ho iniziato ad allenarmi e a mangiare come si deve, mi sono ammalato raramente. Mangiare cibi sani stimola il sistema immunitario e porta un miglioramento alla salute in generale.

❖ Salute del cuore

Non c'è bisogno di sottolineare che l'obesità è il vero nemico nella maggior parte dei problemi cardiaci. Quando si è sovrappeso, il cuore deve pompare molto più sangue per sostenere tutto il peso extra. Inoltre, quando si è sovrappeso, si deposita uno strato di grasso intorno al cuore che farà così più fatica a pompare. Molti cibi possono aiutare a ridurre questi grassi e a migliorare la salute del cuore. Dopotutto, è uno degli organi più importanti che abbiamo. È fondamentale prendersene cura. E inoltre è il modo migliore per prevenire il rischio d'infarto.

❖ Aumentare la produttività

Prima ho accennato al cibo come carburante e al fatto che non mettereste mai della benzina scadente nella vostra auto. Ecco, anche il nostro cervello ha bisogno di carburante per funzionare al massimo delle sue potenzialità ed è nostro compito fornirglielo. Lo dobbiamo a noi stessi. Quando il cervello funziona come dovrebbe, la nostra produttività aumenta immediatamente. Anche l'esercizio fisico aiuta nella produttività, facendoci sentire rinfrescati ed energizzati. Ed è proprio ciò che vogliamo ottenere con l'allenamento. Superare i limiti per raggiungere il massimo del nostro potenziale.

❖ Migliorare l'umore

Quando mia sorella era più giovane, era spesso molto giù. Non riuscivo mai a capire perché. Perché era sempre così di pessimo umore? Ci odiava tutti? Era depressa e nessuno poteva fare qualcosa per aiutarla. Dopo averla invitata ad assumere abitudini alimentari sane, oggi è un'altra persona. Il cibo non è un antidepressivo naturale, ma può migliorare l'umore. Inoltre, riduce lo stress, aumentando i livelli di cortisolo. Una dieta ricca di proteine infatti è l'ideale per ridurre il livello di stress.

❖ Aumento della memoria

È noto che vitamina D, C ed E, acidi grassi omega-3, flavonoidi e polifenoli aiutino a prevenire la demenza senile e il declino cognitivo. Nonostante sia impossibile prevenire certi problemi nel 100% dei casi, è rassicurante fare tutto ciò che è in nostro potere per preservare la nostra mente.

Inoltre, aiutano anche con i ricordi quotidiani e sono utili non solo per la memoria. I nostri ricordi sono come dei taccuini delle nostre vite. Se dovessero andare persi, sarebbe tremendo.

❖ Ridurre il rischio di cancro

L'obesità aumenta il rischio di sviluppare il cancro, lo sapevate? Per una persona già affetta da cancro, essere sovrappeso può anche peggiorare la condizione. Gli antiossidanti proteggono le cellule da vari danni. I danni cellulari possono portare all'insorgenza del cancro. I cibi ricchi di vitamina A, C ed E, così come quelli con beta-carotene e licopene, in quanto antiossidanti naturali, sono ottimi per questo scopo.

Frutta, verdura e cibi ricchi di fibre riducono il rischio di cancro, come il cancro del colon-retto e del fegato. Ovviamente il rischio non è ridotto del 100%, ma aiutano l'organismo a difendersi da queste patologie.

❖ Ossa e denti

Latticini con pochi grassi, cavolfiore, cavolo, legumi e broccoli sono ottime fonti di calcio, fondamentale per avere ossa robuste. Oltre al calcio, anche il magnesio è importantissimo per ossa sane e forti. Il magnesio si trova normalmente nelle verdure a foglia verde, semi, cereali integrali e frutta secca. Ci sono molti altri cibi contenenti calcio e magnesio, ma quelle che ho citato sono le fonti migliori. È importantissimo prendersi cura delle ossa per combattere patologie come osteoartrite e osteoporosi. Con l'invecchiamento, le nostre ossa diventano più fragili. Prendercene cura da giovani ci può garantire una miglior forma fisica nel futuro.

❖ Diabete

Il diabete può essere causato da varie condizioni, tra cui anche una cattiva alimentazione. Una dieta sana e bilanciata è fondamentale per prevenire questa patologia e, una volta diagnostica, passare a un'alimentazione più controllata fa parte della cura per abbassare la glicemia, cioè i livelli di zucchero nel sangue. Non è semplice, ma ci sono cose su cui non si può scherzare. Proprio come il diabete.

❖ Sonno

È noto che il cibo spazzatura non concilia il sonno. L'insonnia è un vero e proprio nemico per molti di noi: un modo per risolvere questo problema senza ricorrere a farmaci è proprio mangiare sano e bere tanta acqua. I cibi ricchi di antiossidanti in particolare sono ottimi alleati per chi soffre di insonnia. Se introduciamo nel corpo il carburante giusto, allora funzionerà alla perfezione: ci farà riposare di notte e saremo pieni di energie durante il giorno.

Contare le Calorie

Per avere uno stile di vita sano, un essere umano medio dovrebbe assumere non meno di 1000 calorie al giorno. Gli uomini hanno in genere bisogno di circa 2000 calorie al giorno per perdere peso e 2500 calorie per mantenerlo costante. Per le donne i numeri sono leggermente più bassi. Le donne devono consumare un massimo di 1500 calorie per perdere peso e 2000 calorie per mantenerlo.

Contare le calorie è piuttosto semplice e non bisogna certo essere dei matematici per capirci qualcosa. Basta solo tener presente le calorie approssimative contenute in ogni cibo e sommarle. Il contenuto calorico di ogni cibo è presente sull'etichetta, insieme ai valori nutrizionali. Imparate a leggere bene l'etichetta e non trascurate niente di quello che mangiate!

Consigli per Mangiare Sano

❖ Il pesce come cibo

Il pesce è un'ottima fonte di proteine, con pochissime calorie e grassi. Gli acidi grassi omega-3 e gli altri nutrienti contenuti nel pesce lo rendono un ottimo alimento da aggiungere alla dieta.

❖ Eliminare gli zuccheri e i grassi saturi

Lo zucchero è nemico giurato della nostra salute. Probabilmente è uno dei principali responsabili dell'obesità. Molta gente per esempio non pensa ai dolci come ad un vero e proprio pasto, finendo per mangiarli come spuntini, ma non è così! La perdita di peso avviene proprio nel periodo che intercorre tra un pasto e l'altro, quando cioè digiuniamo. Gli spuntini spezzano il ciclo del digiuno. Se proprio non riuscite a farne a meno, optate per un frutto. Contengono zuccheri naturali che non danneggiano il nostro corpo.

I grassi saturi, per quanto non troppo salutari, devono sempre essere inclusi nella dieta. È però necessario limitarne le quantità. I grassi saturi infatti, aumentano i livelli di colesterolo nel sangue. Cercate di evitare le carni molto grasse, gli insaccati, i biscotti i formaggi stagionati e il burro.

❖ Ridurre il sale

I miei genitori litigano continuamente sul sale: mio padre è uno di quelli che metterebbe quantità spropositata di sale su qualsiasi cosa, mia madre però gli dà sempre contro, ma ha le sue buone ragioni.

Quantità eccessive di sale aumentano la pressione sanguigna e in persone come mio padre, che soffre di ipertensione, aumenta il rischio di infarto. Una persona normale non dovrebbe consumare più di 6 grammi di sale al giorno. Per i bambini, le quantità dovrebbero essere ancora più ridotte.

❖ Piatti più piccoli

Ho scoperto che il cervello umano non è così sveglio come crediamo. Quando dobbiamo limitare le porzioni, il cervello vede solo il piatto mezzo vuoto. Vi farà pensare che non state mangiando abbastanza. Se però optate per un piatto più piccolo, ingannerete il vostro cervello, riducendo le calorie assunte senza provare però un senso di fame.

❖ Rimanere attivi

Come non potevo consigliare di rimanere attivi? Dopotutto, questo è un libro sull'allenamento. Rimanere attivi vi motiverà a mangiare più sano e viceversa. Vorrete ottenere dei risultati sempre migliori, e per fare ciò allenamento e dieta devono andare di pari passo. È inutile allenarsi per poi mangiare male. Dall'altro lato, mangiare bene è già di per sé una buona base, ma insieme all'allenamento vi darà risultati sensazionali.

❖ I popcorn sono vostri amici

Strano sì, ma questo spuntino è ricco di fibre e con poche calorie. Sarà quindi una scelta perfetta quando non potrete fare a meno di uno snack. Se potete, preferite la versione fatta in casa da fare nella pentola, non al microonde. Evitate quelli in busta, con troppi zuccheri e sale.

❖ Dormire

Dormire poco non solo riduce la produttività, ma incide anche sull'appetito. Se si rimane svegli per molto tempo, ci si sente più affamati. Si ha la tendenza a mangiare di più, aumentando così l'apporto calorico. Curare il riposo è quindi fondamentale: vi aiuterà non solo a tenere sotto controllo il peso, ma anche a prevenire altri disturbi.

❖ Bere tanta acqua

In passato capitava che trascorressero settimane in cui non bevevo neanche un bicchiere d'acqua. Preferivo bevande calde, limonata o bibite gassate. Odiavo il sapore dell'acqua o ad essere più precisi odiavo la sua mancanza di sapore.

Bere tanta acqua aiuta la perdita di peso ed è importantissimo per la salute globale del corpo. Aiuta ad eliminare le tossine, purificando reni e intestino. Sarebbe ideale riuscire a bere un bicchiere d'acqua prima di ogni pasto, così da avere un senso di sazietà già prima di iniziare a mangiare.

❖ La colazione è il pasto più importante della giornata

No, non è una di quelle credenze antiquate. La colazione è davvero il pasto più importante del giorno, ma forse non per i motivi che credete. La colazione ci ricarica sì per tutto il giorno, ma non è il motivo più importante per perdere peso. Con la colazione, il cibo ha a disposizione più tempo per essere assorbito e metallizzato, pronto per essere utilizzato durante la vostra attività fisica.

❖ Cereali integrali, non raffinati

Anche se i cereali integrali non hanno un contenuto calorico molto ridotto rispetto agli omologhi cereali raffinati, sono molto più sani. Aumentano il metabolismo e contengono minerali come zinco, ferro e magnesio. I cereali raffinati, e il loro abuso, sono spesso collegati a problemi di salute e, nonostante molta gente preferisca ancora oggi mangiare prodotti a base di farine raffinate, vale la pena fare un tentativo e preferire farine integrali. I cereali integrali riducono inoltre il rischio di diabete e malattie cardiache.

❖ Prima le verdure

Quando ero piccolo, mia madre mi obbliga sempre a mangiare le verdure prima di ogni altra cosa. Avrei avuto il resto del pasto solo dopo averle mangiate. Ora che sono un adulto, mi rendo conto che non era affatto qualcosa di banale. Dopo essermi riempito di verdure, difficilmente ho voglia di mangiare dolci o cose simili a fine pasto. In questo modo mi assicuro di fare il pieno di alimenti che fanno bene alla mia salute, senza riempirmi con cibi troppo ricchi di calorie e grassi. Le verdure sono anche ottime per chi soffre di diabete, allungando i tempi di assorbimento degli zuccheri.

Prodotti Sani da Mangiare

❖ Fragole

Le fragole hanno pochi carboidrati e poche calorie. Sono inoltre ricche di nutrienti come vitamina C, fibre e magnesio.

❖ Mirtilli

Forse i mirtilli non sono poi così gustosi, ma sono ottime fonti più abbondanti di antiossidanti.

❖ Arance

Con il loro alto contenuto di vitamina C, le arance sono anche ideali per assumere fibre e antiossidanti.

❖ Banane

Tutti sappiamo che le banane sono una fonte ricchissima di potassio, ma molti non sanno che contengono anche tantissime fibre e vitamina B6.

❖ Avocado

A differenza di molti altri frutti, l'avocando contiene pochissimi carboidrati ed è ricchissimo di grassi. Grassi buoni però. Un frutto ideale come spuntino.

❖ Mele

Le mele contengono molta fibra e vitamina C, ma anche antiossidanti. Sono nutrienti e danno un senso di sazietà, perfette per sostituire i classici pacchetti di patatine e altre merendine.

❖ Peperoni

Queste verdure colorate contengono tantissimi antiossidanti e vitamina C.

❖ Cavolo

Il cavolo contiene fibre, vitamina C, vitamina K e moltissimi altri micronutrienti. Da mangiare sia crudo che al vapore o lesso.

❖ Carote

Come dice il nome, le carote sono ricchissime di carotene, potente antiossidante, ma anche di fibre e vitamina K. Si dice che le carote migliorino la vista o che possano rendere i capelli più ricci. Tutto quello che so è che sono deliziose e super salutari.

❖ Pomodori

I pomodori sono una fonte versatile e gustosa di nutrienti. Questi frutti contengono in particolare alte dosi di vitamina C e potassio. (E sì, i pomodori sono frutta e non verdura.)

❖ Cetrioli

A quanto dice mia madre, ho odiato i cetrioli fin dalla prima volta che me li ha fatti assaggiare. Io amo le verdure, ma quando sono fatte quasi solo di acqua e non sanno di niente, ecco, non fa proprio per me. I cetrioli non contengono molti nutrienti, anzi, ad essere sinceri, non contengono quasi niente. Certo, se siete super amanti dei cetrioli, magari potrete assumere un po' più vitamina K degli altri, ma niente altro.

❖ Asparagi

Pochi carboidrati e poche calorie, ma tantissima vitamina K, cosa volere di più?

❖ Broccoli

Se paragonati ad altre verdure, i broccoli contengono tantissime proteine. Sono anche ricchi di fibre e vitamina C. Davvero una delle verdure più salutari per il nostro organismo.

❖ Petto di pollo

C'è un motive per cui i bodybuilders mangiano così tanto pollo. Si affidano ad una dieta prevalentemente proteica: il pollo ha un contenuto altissimo di proteine e parallelamente ha pochissimi grassi e poche calorie.

❖ Agnello

Anche se è una carne molto grassa, l'agnello ha un alto contenuto di acidi grassi omega -3, rendendolo così un'alternativa più salutare rispetto al maiale.

❖ Uova

Le uova sode aiutano a bruciare i grassi e sono un alimento pieno di nutrienti.

❖ Manzo magro

Subito dopo il pollo, viene il manzo. La carne di manzo è una fonte ideale di proteine e di ferro. Evitate i tagli più grassi se state seguendo una dieta con pochi carboidrati.

❖ Sardine

Ricordo che mio nonno comprava spesso le sardine e le mangiava direttamente dalla scatoletta. Con la curiosità tipica dei bambini, gli chiesi perché lo facesse. Mi rispose che quel cibo era uno dei segreti per la sua immortalità. Ci ha lasciato a 94 anni.

Certo, mio nonno scherzava sull'essere immortale, ma aveva ragione a dire che le sardine hanno un segreto. Il segreto è proprio che sono uno dei cibi più nutrienti per l'uomo. Contengono infatti quasi tutti i nutrienti indispensabili al corpo umano.

❖ Salmone

Il salmone è probabilmente uno dei pesci più amati. Tra i nutrienti include proteine, vitamina D e omega 3. Un alimento assolutamente da includere nella dieta.

❖ Tonno

Il tonno contiene sia pochi grassi che poche calorie, ma è ricco in proteine.

❖ Gamberetti

Come il tonno, questi piccoli crostacei hanno pochissimi grassi e poche calorie, ma contengono molte proteine. Inoltre, contengono selenio e vitamina B12.

❖ Frutti di mare

Spesso snobbati nelle diete, i frutti di mare in realtà contengono gli stessi nutrienti presenti nelle frattaglie.

❖ Noci macadamia

Le noci macadamia contengono molti più grassi monoinsaturi rispetto agli altri tipi di noci, ma hanno un minor contenuto in acidi grassi omega-6. Sono deliziose e utili come spuntino da portare sempre con sé.

❖ Semi di chia

Più di un terzo del peso dei semi di chia è rappresentato da nutrienti. Questo cereale contiene magnesio, calcio, fibre e molto altro. È uno dei cibi con la percentuale più alta di nutrienti che si conosca.

❖ Cocco

Sì, proprio il cocco. Oltre a essere un frutto molto scenografico, il cocco contiene tantissime fibre e MCT, cioè acidi grassi a catena media.

❖ Mandorle

Le mandorle vi aiuteranno davvero a perdere peso: ricche di fibre, antiossidanti, vitamina E e molti altri micronutrienti. Sono ottime come spuntino o da aggiungere alle insalate.

❖ Riso integrale

Vitamina B1, magnesio e fibre: ecco tutto quello che potete trovare in un piatto di riso integrale. Per quanto mi riguarda, non sono un amante del riso, ma se il piatto lo richiede, lo aggiungo sempre per un pasto sano.

❖ Quinoa

Questo cereale ha un alto contenuto di fibre e magnesio ed è rappresenta una fonte vegetale di proteine. È un'alternativa buona, sana e etica.

❖ Pane di Ezechiele

Ho sempre odiato quelle tipologie di pane "sano", non il classico pane bianco, ma tutte le versioni proteiche, integrali ecc... È sempre stato così, fin da bambino, e la cosa non è migliorata da adulto. Il pane di Ezechiele è l'unico pane "salutare" che riesco a mangiare, perché è davvero gustoso. Ha anche un alto contenuto di fibre e nutrienti: perfetto!

❖ Avena

L'avena contiene beta glucani, fibre dall'azione benefica, in particolare per le donne. L'avena contiene altri micronutrienti importanti e rappresenta un'ottima scelta per la colazione.

❖ Fagioli rossi

Crudi sono tossici, ma una volta cotti sono una fonte incredibile di vitamine e minerali. È strano pensare che qualcosa che potenzialmente può farci molto male, possa diventare, con un piccolo accorgimento, ottima per la nostra salute.

❖ Lenticchie

Le lenticchie sono un esempio perfetto di proteine vegetali. Ricchissime anche di fibre.

❖ Arachidi

Le arachidi, come molta altra frutta secca, apportano tantissimi benefici alla dieta. È dimostrato che aiutano a perdere peso e che contengono molti nutrienti. Discorso del tutto opposto per il burro di arachidi, da limitare durante la dieta.

❖ Yogurt

Proprio come il latte, lo yogurt è pieno di nutrienti e vitamine. Dal momento che viene preparato aggiungendo batteri probiotici che aiutano la nostra flora intestinale, lo yogurt porta in realtà ancora più benefici del latte stesso.

❖ Formaggio

Recentemente mi sono reso conto che in qualche vita passata devo essere stato un topo! Adoro il formaggio e potrei davvero mangiarne una forma intera se non stessi attento. È un alimento con un alto contenuto di grassi per cui è necessario fare attenzione e non esagerare. Il formaggio però è anche buono per la nostra salute: una sola fetta contiene più nutrienti che un bicchiere di latte.

❖ Latte

Sappiamo tutti che il latte contiene calcio e il calcio fa bene alla nostra salute. Il latte però è anche ricco di altri nutrienti e vitamine fondamentali per il nostro corpo.

❖ Olio di cocco

L'olio di cocco non fa bene solo alla pelle, ma aiuta anche a perdere peso. È un olio vegetale dai mille usi in cucina, contenente grassi buoni, ideale per preparare dolci riducendo l'apporto calorico.

❖ Olio d'oliva

L'olio extravergine d'oliva è l'olio vegetale più sano in assoluto e contiene innumerevoli antiossidanti. Aggiunge anche un tocco squisito a ogni piatto.

❖ Patate e patate dolci

Questi tuberi sono gli organi di stoccaggio di alcune piante, la zona in cui vengono conservate tutte le sostanze nutrienti. Le patate sono ricchissime di potassio e la tradizione sostiene che forniscano ogni nutriente necessario. Bello, vero? Un'altra cosa interessante è che questi tuberi vi faranno sentire sazi a lungo, così non dovrete ricorrere a spuntini o simili.

Anche le patate dolci sono fantastiche e hanno le stesse caratteristiche della varietà classica.

❖ Aceto di mele

Mia mamma era convinta che mischiare dell'aceto di mele con dell'acqua tiepida aiutasse a perdere peso. Ora, io non ho mai fatto questo tentativo, ma l'aceto di mele è perfetto per ridurre i livelli di zucchero nel sangue (glicemia). Inoltre, molte persone confermano che sia veramente un aiuto per perdere peso. Da utilizzare soprattutto come condimento gustoso per le vostre insalate!

❖ Cioccolato fondente

Sì, amici, anche il cioccolato è in questa lista. Tuttavia, forse a non tutti piacerà il cioccolato fondente, che è quello di cui parliamo qui, perché è più amaro degli altri. Molte persone però non sanno che il cioccolato amaro è una delle fonti più ricche di antiossidanti del pianeta. Ed è anche uno spuntino delizioso!

Come Avere una Dieta Bilanciata

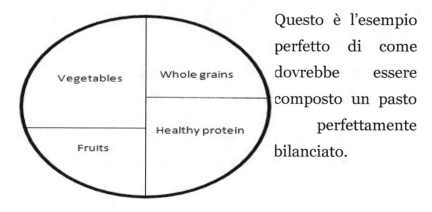

Questo è l'esempio perfetto di come dovrebbe essere composto un pasto perfettamente bilanciato.

❖ Frutta

La frutta è un'ottima alternativa agli spuntini industriali come patatine, cioccolata o dolcetti vari. Gli zuccheri contenuti nella frutta sono zuccheri naturali decisamente più sani degli zuccheri contenuti nelle merendine. Se avete il diabete, è meglio optare per frutti con un basso contenuto di zucchero, come fragole, lamponi o kiwi.

Ovviamente, quando si sta cercando di perdere peso, c'è un limite alla quantità di frutta permessa. Tenete dunque sempre ben a mente il contenuto calorico.

❖ Verdura

Nella verdura troviamo tantissimi nutrienti, oltre a fibre e minerali. Optate per verdure a foglia larga quando possibile, sono quelle più ricche di nutrienti. Altri tipi di verdura possono ovviamente contenere minerali diversi, quindi non limitate la scelta esclusivamente alle verdure a foglia larga.

❖ Cereali

I cereali integrali sono ottimi per il nostro organismo. Sono ricchi di fibre e nutrienti. Provate il riso e la pasta integrale al posto delle classiche alternative con farine raffinate e a cui siamo abituati.

❖ Proteine

Le carni a basso contenuto di grasso sono una fonte ideale di proteine, limitando il contenuto di grassi e apportando comunque nutrienti. Se siete vegetariani, dovrete ottenere le proteine necessarie per l'organismo da legumi e frutta secca. Questi alimenti inoltre, non solo sono una fonte vegetale di proteine, ma sono ricchissimi di micronutrienti, come minerali e vitamine.

Capitolo 3:
Esercizio Mentale

La salute mentale è importante tanto quanto quella fisica. Qui troverete un breve capitolo che spiega come prendersi cura dei propri pensieri di pari passo con il proprio fisico.

Cosa sono gli esercizi mentali?

Gli esercizi mentali sono esercizi che aiutano a mantenere la nostra mente in salute.

La parola "esercizio" la dice lunga. Proprio come con l'esercizio fisico, dobbiamo allenare anche la nostra mente. Per essere in forma, si devono svolgere certe attività per stimolare i muscoli del corpo; con gli esercizi mentali andiamo a stimolare alcune parti del nostro cervello che sono fondamentali per il nostro benessere.

Gli esercizi mentali possono comprendere attività disparate, giocare a Monopoli o scarabeo, risolvere il cubo di Rubik o anche rievocare vecchi ricordi. Tutto ciò che implica uno sforzo cerebrale rientra tra gli esercizi mentali e, diversamente dall'allenamento fisico, potete allenare la vostra mente ovunque, anche in pubblico, senza che la gente vi fisso come se foste impazziti.

Potete eseguire questi esercizi in qualsiasi momento della giornata. Se ad esempio a lavoro dovete fare dei calcoli, potete allenare la vostra mente eseguendo i conti a mente anziché con la calcolatrice: sarà un modo semplice e utile per allenare il cervello durante un'attività quotidiana.

Perché questo aspetto è così importante?

Il benessere della mente è molto importante e spesso viene trascurato e questo è davvero un peccato. Se volete restare in salute, dovete prendervi cura anche della vostra mente.

Invecchiando, il nostro cervello tende a rallentare; ecco perché diventa molto importante allenarlo costantemente.

Vedetela così: più allenerete la mente, più aiuterete il vostro corpo. L'esercizio mentale infatti può migliorare la fluidità dei nostri pensieri e persino l'intelligenza. Una mente sana e forte è indice di un corpo sano e forte. Avete presente come vi sentite deboli quando siete stanchi? È proprio perché la vostra mente è stanca e ha bisogno di riposo. Tutto ciò che il nostro cervello percepisce, viene avvertito anche nel corpo. Una mente sana aiuta a combattere lo stress e l'ansia, proprio come fa l'esercizio fisico. Se si combinano le due cose, ci sono ottime possibilità di vivere una vita con livelli minimi di stress.

Di seguito ho riportato alcuni benefici che derivano dall'avere una mente attiva e in salute.

❖ Migliora i tempi di reazione

La nostra mente? È un computer! Immagazzina tutte le informazioni, processa ogni cosa che ci accade e controlla tutto il corpo. Se la nostra mente non controllasse il nostro corpo, non potremmo muoverci. Il cervello è in funzione costante durante la nostra vita. E sì, lo so che quando vi ritrovate imbottigliati nel traffico vi viene di pensare che qualcuno proprio non abbia cervello, ma non è assolutamente vero e questo lo sapete. Ci è indispensabile per compiere anche la più piccola e insignificante delle azioni.

Allenando la mente, è possibile aumentare la velocità dei nostri processi mentali. Quando guardate il cielo, cosa vedete? La luna o il sole? Il perché di questa domanda? Voi vedete qualcosa con gli occhi, poi il cervello elabora l'informazione per renderla cosciente. Più il cervello lavora lentamente, più diventa difficile riconoscere il mondo che ci circonda. Quel piccolo spazio di tempo che trascorre prima di rendersi conto di qualcosa è proprio il tempo di reazione.

❖ Migliora la memoria

Nella maggior parte degli esercizi per l'allenamento mentale vi verrà richiesto di richiamare alla mente certi ricordi o addirittura di memorizzare alcune cose. Quando andavo a scuola, soffrivo di disturbo ossessivo-compulsivo. In parte avevo la tendenza ossessiva a memorizzare ogni dettaglio all'interno di una stanza. Quando entravo in un nuovo ambiente, mi prendevo sempre qualche minuto per familiarizzare con l'ambiente e poco dopo tempo ero in grado di indicare ogni minimo particolare della stanza. Da adulto, ho superato quasi completamente il mio disturbo, ma mi diverto ancora a memorizzare ciò che mi circonda, come per gioco. Poi di solito chiudo gli occhi e immagino la stanza nella mia testa, richiamando tutti i dettagli, ogni minuzia. So che sembra sciocco e non posso darvi torto se pensate che sia un po' pazzo, ma non potete immaginare quanto la mia memoria sia migliorata da quanto ho iniziato a divertirmi in questo strano modo. Sia la memoria a breve termine che quella a lungo termine ne hanno tratto beneficio e ho come la sensazione di avere pieno accesso ai miei ricordi. Certamente questa non è una soluzione per quelle situazioni di perdita della memoria dovute a malattie degenerative, ma può comunque aiutare a mantenere la mente più allenata possibile.

❖ Positività

Una mente sana aiuta a essere positivi rispetto ad una mente piena di pensieri e caos. Una mente bella attiva invece, vi stimolerà a darvi da fare e a tenervi in forma: questo è l'obiettivo principale. Lavorerete più intensamente senza che ve ne accorgiate. Se siamo stanchi mentalmente, anche il corpo farà più fatica ad allenarsi. Se invece avete una mente bella aperta, che pensa con chiarezza, il vostro corpo si sentirà pronto a spingere oltre i propri limiti. Inoltre, essere positivi vi aiuterà a lavorare di più.

So che avete iniziato questo percorso per rimettervi in forma, ma oltre al corpo, dovrete preoccuparvi anche della vostra testa. Ne trarrete dei benefici inimmaginabili. Le statiste sottolineano poi che chi si allena in modo costante ha una tendenza minore ad avere problemi mentali. L'esercizio fisico è infatti una buona strategia per allontanarsi dai pensieri, ma ovviamente non può risolvere tutto. L'allentamento non è la cura per i problemi della mente, ma una vita sana ed equilibrata implica il benessere sia fisico che mentale.

Esercizi per una mente sempre al top

❖ Camminare

Vi capita mai di fare una passeggiata nel parco? Oppure di iniziare a camminare per poi scoprire che avete camminato per qualche ora senza rendervene conto, lasciando vagare la mente? Mai? Beh, allora dovreste provarci. Dovreste proprio lasciar andare i vostri pensieri di tanto in tanto. Lasciate riaffiorare i ricordi oppure lasciate spazio all'immaginazione per raggiungere posti in cui non siete mai stati.

Camminare aumenta la propria vigilanza e spinge a fare pensieri positivi. L'aria fresca è un vero toccasana per il nostro cervello e noterete che una volta tornati a casa vi sentirete meglio di quando siete usciti.

Camminare è anche un'ottima soluzione per le persone che soffrono di ansia, una condizione che interessa soprattutto la respirazione. Camminare e provare a concentrarsi sulla respirazione tranquilla è un esercizio fantastico per quei momenti in cui ci si sente soffocare da troppi pensieri.

❖ Rompicapo

Praticate giochi che stimolano la mente, come il Sudoku, gli scacchi o le parole crociate. Sono ottimi rimedi per stimolare il cervello e migliorare le proprie abilità per la risoluzione di problemi. Qualsiasi cosa che stimoli questo aspetto è adatta per allenare la mente. Ora, alcuni tradizionalisti potrebbero odiarmi per quello che sto per dire, ma anche i video game possono aiutare a stimolare la mente.

I video game infatti obbligano a pensare in modo rapido e a imparare sempre nuove strategie.

❖ Aumentare la Vitamina B

La vitamina B è estremamente importante per il benessere del cervello per cui aumentare la sua assunzione può essere davvero un'ottima idea. C'è un motivo per cui molti dottori consigliano agli anziani di aumentare l'assunzione di vitamina B: migliora la memoria e il benessere della mente. Alcuni studi hanno dimostrato che c'è una larga carenza di vitamina B tra le persone che soffrono di depressione e negli adolescenti che soffrono d'ansia. La vitamina B è dunque fondamentale per vivere una vita sana e felice. Nessuno vuole sentirsi costantemente giù di morale o incapace di pensare chiaramente. Se non si soffre di demenza, ma si hanno problemi a ricordare le cose o i nomi e i numeri, è possibile che si tratti di carenza di vitamine B.

❖ Leggere

Quando leggiamo, il nostro cervello elabora delle parole, ne richiama il significato e le mette insieme una con l'altra per dargli un senso. Pensateci... Il nostro cervello è come un processore super veloce che elabora ogni singola parola e la collega al significato che abbiamo imparato nel corso degli anni. È sensazionale! Se non leggete però, questa abilità man mano si deteriora e perderete questa immensa capacità di elaborazione, peggiorando anche nella lettura. Questo è uno dei motivi principali per cui molta gente ha difficoltà a leggere ad alta voce in pubblico. Il loro cervello non processa le parole abbastanza velocemente da poterle pronunciare ad alta voce.

Leggere inoltre aiuta a visualizzare le cose. Ecco un esempio:

Nel cuore della notte, la luna era piena e le stelle brillavano. Volteggiavano intorno alla luna come in un walzer eterno. L'aria aveva il profumo del mare, salato e pungente. Lo sciabordio delle onde mi culla nel sonno e il rumore di un tuono in lontananza annuncia la tempesta. Presto quel walzer finirà e le nubi cariche di pioggia prenderanno in ostaggio il cielo.

Visto? Siete riusciti a vedere il cielo? Avete sentito le onde? Riusciamo a sentire la voce del narratore come se fosse reale, come se ci parlasse dritto nelle orecchie. Dovete però leggere per poter dar vita a questa magia. Prima o poi il vostro cervello diventerà pigro e queste storie non saranno altro che parole scritte sulla carta. Dovete stimolare la vostra immaginazione così come fate col resto del cervello.

❖ Fare una cosa per volta

Contrariamente a quanto si pensava fino a poco tempo fa, fare due o più cose contemporaneamente non vuol dire affatto che siamo più bravi. Stiamo solo confondendo vari compiti nel tentativo di ottimizzare i tempi. È un atteggiamento che spesso può renderci confusionari e disorganizzati. Se vi focalizzate su una sola attività alla volta, vedrete che la vostra concentrazione migliorerà sensibilmente. La vostra mente vaga da una cosa all'altra perché è quello che le avete insegnato fino ad ora. È il momento però di rieducarla.

❖ Abbandonarsi ai ricordi

I ricordi sono come dei video salvati nel registro che è la nostra mente. Che senso ha conservare certi ricordi se non ci si concede mai il tempo di riviverli? A volte è bello pensare al passato. Ripensare a cose ormai trascorse, a cosa sarebbe potuto andare diversamente. Questo esercizio può aiutarci a migliorare le nostre capacità di risolvere i problemi. Lasciate che la vostra mente si diverta. Provate a concentrarvi sui particolari di una scena che ricordate. Come ero vestito il primo giorno di scuola? Qual è stato il punteggio finale della prima partita che ho visto allo stadio? Come si chiamava quella bambina seduta sempre in prima fila sullo scuolabus?

Capitolo 4:
Esercizio Fisico

Esercizi da Conoscere Adesso e Più Avanti

La parte più difficile nell'allenamento non è sapere cosa fare, ma come farlo correttamente.

Questo è il bello di andare in palestra e ricevere aiuto da dei professionisti. Ti indirizzano sulla strada giusta più spesso di quanto si pensi e sono fantastici nel mostrarti come fare certi esercizi che possono aiutare al meglio il tuo corpo. Alcuni esercizi possono farci dolere la schiena quando in realtà non dovrebbero. Il problema è che non li stiamo facendo nel modo giusto. Ricordatevi che gli esercizi sono pensati solamente per sviluppare i muscoli di certe aree del corpo. Se non li eseguite correttamente, utilizzando il gruppo muscolare adatto per cui sono pensati, state solo perdendo tempo e in più vi farete venire un bel mal di schiena.

Ecco perché ho pensato che fosse importante aggiungere una breve guida all'esecuzione corretta di ogni esercizio. Dopotutto, questo è un libro per principianti e dobbiamo pur cominciare da qualche parte. Ho qualche dubbio che conosciate anche solo i muscoli che servono per fare l'esercizio superman.

Di seguito troverete una lista di esercizi che saranno utili in questo libro, ora come più avanti nel vostro percorso quando passere ad esercizi più avanzati. Non tutti saranno inclusi nel programma di allenamento, ma non credo che ci saranno così tanti dettagli su questi tipi di esercizio in altri libri che potrete comprare. Bene, diamoci da fare, che ne dite?

Affondi

❖ Di cosa si tratta?

Gli affondi sono il miglior modo per lavorare sulla parte inferiore del corpo. Mettono a dura prova le ginocchia, ma hanno un effetto fantastico sulla resistenza della parte inferiore del corpo.

❖ Che benefici danno? Agiscono sulla simmetria

Migliorano l'equilibrio

Lavorano sui glutei!

Stabilità de core

Mobilità dell'anca

❖ Come si eseguono

Quando si esegue un affondo, è importante mantenere la parte superiore del corpo dritta. Lasciate le spalle rilassate e tenete il viso rivolto di fronte a voi. Tenete il mento su.

Dopo aver sistemato la postura, fate un bel passo avanti con una gamba e abbassate il bacino. Entrambe le ginocchia devono essere piegate a 90 gradi altrimenti non farete un affondo corretto. L'obiettivo è avere la gamba che è rimasta ferma con la parte che va dal ginocchio al piede parallela al pavimento e così anche la coscia della gamba avanzata. Mantenete il peso sui talloni e assicuratevi di non toccare il pavimento col ginocchio arretrato.

Adesso dovete spingere e tornare alla posizione di partenza, poi eseguire lo stesso movimento con l'altra gamba.

Ci sono molte varianti per gli affondi, ma è importante imparare bene ad eseguire la versione base degli affondi prima di passare a quelli più complessi. Se non si è in grado di fare un semplice affondo in modo corretto, non si riuscirà neanche ad eseguire gli altri. Lavorate prima sulla vostra postura.

❖ Suggerimento

Se sentite troppa pressione sul ginocchio, provate a fare un passo più corto.

Jumping jacks

❖ Di cosa si tratta?

È forse uno dei primi esercizi che avete imparato da bambini. Facile da eseguire e ottimo per aumentare il battito cardiaco. È un esercizio che attiva tutto il corpo: le prime volte vi lascerà senza fiato, ma ci si abitua rapidamente. Ideale non solo per bruciare calorie, ma anche per tonificare i muscoli.

❖ Che benefici danno?

Migliorano la coordinazione

Ottimi per il riscaldamento

Attivazione generale – questo esercizio attiva la maggior parte dei muscoli del core, cioè la parte centrale del corpo, busto, petto e fianchi.

Flessibilità

Resistenza

Rafforzano le ossa

Tonificano i muscoli

❖ Come si eseguono?

In piedi con le gambe unite e le braccia lungo i fianchi, piegate leggermente le ginocchia. Adesso, saltando allargate braccia e gambe, fino a portare le mani sopra la testa. Dev'essere un movimento coordinato. Poi tornare alla posizione di partenza e ripetere.

❖ Suggerimento

Le gambe dovrebbero allargarsi oltre l'apertura delle spalle per ottenere i risultati migliori da questo esercizio.

Jump squat

❖ Di cosa si tratta?

Sono proprio come gli squat normali, ma con una piccola aggiunta. Questi squat sono come la sorella maggiore dei classici squat e possono davvero lavorare bene sul corpo. Una volta perfezionato lo squat normale, questa sarà la variante ideale per migliorare ulteriormente glutei e cosce.

❖ Quali benefici danno?

Sviluppano i muscoli

Migliorano la mobilità

Migliorano l'equilibrio

Tonificano glutei, addominali e gambe Migliorano la circolazione

❖ Come si eseguono?

Proprio come i classici squat, tenete i piedi ala larghezza delle spalle. Adesso eseguite uno squat normale, ma invece di tornare alla posizione di partenza, spingete con i piedi a terra e saltate in alto. Una volta atterrati, tornate alla posizione iniziale di squat, per ammortizzare l'impatto con il pavimento e ripartire con una nuova esecuzione.

❖ Suggerimento

Mentre saltate, portate le braccia dritte sopra la testa e poi tornate alla posizione di partenza a fine esecuzione.

Squat

❖ Di cosa si tratta?

È un esercizio per la parte inferiore del corpo che va ad agire su cosce e glutei. (Ideale per ottenere i glutei d'acciaio che avete sempre desiderato.)

❖ Quali benefici dà?

Sviluppa la muscolatura

Migliora la flessibilità

Migliora la mobilità

Rafforza polmoni e cuore

Può aiutare a prevenire alcuni infortuni

Migliora l'equilibrio

Migliora la postura

Migliora digestione e circolazione

❖ Come si esegue?

In piedi con i piedi leggermente divaricati e la schiena dritta. L'ideale è mettere i piedi alla larghezza delle spalle, leggermente rivolti verso l'esterno. Proprio come negli affondi, tenete lo sguardo rivolto avanti. Immaginate che qualcuno stia per darvi un pugno. Riuscite a sentire gli addominali che si contraggono? Ecco, mantenete questa tensione.

Adesso che vi siete sistemati nella posizione iniziate, passiamo alla parte divertente.

Senza voltare la schiena, immaginate di sedervi su una sedia alle vostre spalle. Una sedia bassa, molto bassa... più bassa possibile, fino a portare le cosce parallele al pavimento. Non spostate le ginocchia verso l'interno, tenete le gambe ben contratte e ferme.

Durante lo squat, tenete le mani davanti a voi, i gomiti piegati poco sotto al mento.

❖ Suggerimento

Pensate allo squat come se vi stesse sedendo su una sedia immaginaria. Dovete spingere il sedere in dietro, facendo attenzione a non portare le ginocchia in avanti.

Burpees

❖ Di cosa si tratta?

Questo, cari amici, è l'esercizio più bastardo che io abbia mai fatto. È uno di quelli che o si ama o si odia. Nonostante la difficoltà e l'intensità dell'esercizio però, i risultati sono davvero straordinari. I burpees infatti agiscono su petto, addominali, interno coscia, quadricipiti, glutei e tricipiti. E se ciò non bastasse, aiutano anche a migliorare la frequenza cardiaca e a bruciare una montagna di calorie.

❖ Quali benefici danno?

Lavorano su quasi tutti i muscoli

Migliora il benessere cardiovascolare

Migliora l'equilibrio

Migliora la coordinazione

Aumenta la resistenza

Migliora la mobilità

❖ Come si eseguono?

Mettetevi in posizione di squat. A questo punto, mettete le mani a terra di fronte a voi. Assicuratevi che le mani non siano più larghe dei piedi. Spostate il peso dai piedi alle mani e saltate indietro con i piedi. Vi ritroverete così in posizione di plank. Significa cioè che il vostro corpo dovrebbe formare una linea dritta dalla testa alle caviglie. Non sollevate il bacino e non incurvate la schiena.

A questo punto, saltate di nuovo nella posizione iniziale e fate un salto verso l'alto (come fareste in un jump squat) per poi atterrare sui piedi. Atterrando, riportatevi immediatamente in posizione di squat e ripartite con l'esercizio senza fare pause.

❖ Suggerimento

Se vi sembra troppo, potete suddividere l'esercizio in piccoli step. Si tratta di un esercizio complesso per tutti, soprattutto per i principianti. Provate ad eseguire i singoli pezzettini uno alla volta prima eseguire tutto il movimento fluido.

Plank

❖ Di cosa si tratta?

La plank è un ottimo esercizio per lavorare sui muscoli del core, così come su collo, bicipiti e spalle, per non parlare dei glutei! Mantenere questa posizione aiuta a rafforzare e tonificare tutti questi muscoli. È un esercizio tosto, ma i risultati sono super soddisfacenti.

❖ Quali benefici dà?

Migliora il core

Riduce il rischio di traumi della colonna vertebrale

Aumenta il metabolismo

Migliora la postura

Migliora l'equilibrio

Aumenta la flessibilità

Benefici anche sulla mente

❖ Come si esegue?

Il modo migliore per eseguire questo esercizio è partire dalla posizione iniziale delle flessioni. Tenetevi su con la schiena ben dritta, sorretti dalle braccia e dalla punta dei piedi. Adesso appoggiatevi sui gomiti. Vi ritroverete così a spostare il peso sugli avambracci. Tenete il collo ben dritto guardando in basso e non di fronte a voi. Eccovi nella posizione della plank!

Mantenete il respiro leggero e regolare. Andate avanti tenendo questa posizione fino a che la schiena o le braccia non iniziano a cedere.

❖ Suggerimenti

Questo esercizio è tutto incentrato sulla respirazione e sul mantenere il corpo ben dritto. Ne trarrete dei benefici solo se lo eseguite in modo corretto. Fate attenzione alla posizione del corpo per tutta la durata dell'esercizio.

Flessioni

❖ Di cosa si tratta?

Tutti conoscono le flessioni, non è vero? Le ragazze adorano guardare quei maschi muscolosi che eseguono decine di ripetizioni e i ragazzi invidiano quelli che riescono ad eseguire questo esercizio usando solo una gamba o un braccio. Le flessioni sono un esercizio fantastico per migliorare la forza della porzione superiore del corpo e per tonificare le braccia.

❖ Che benefici danno?

Migliorano la forza della parte superiore del corpo

Rafforzano la regione lombare

Aumentano la resistenza

Tonificano i glutei

Rafforzano gli addominali

Tonificano le braccia

❖ Come si eseguono?

Distesi a terra con le braccia ben appoggiate al suolo. Le mani dovrebbero essere leggermente più larghe delle spalle. Potete appoggiarvi sia sulle nocche che su delle sbarre. Personalmente, mi trovo meglio appoggiando le nocche, ma è una scelta individuale. Trovate ciò che è meglio per voi.

Più terrete i piedi larghi, più sarete stabili durante l'esecuzione. Non è una questione così rilevante fintanto che rimanete appoggiati sulla punta delle dita del piede e non sulla parte anteriore. Tenete il corpo ben dritto. Non incurvate la schiena e non portate i glutei troppo in alto. Dovete rimanere ben dritti per tutta l'esecuzione dell'esercizio.

Le mani non dovrebbero mai essere troppo lontane dal corpo. Solo alcuni centimetri più larghe delle spalle.

Tiratevi su con le braccia ben dritte. Ora siete pronti per iniziare le vostre flessioni.

Abbassatevi fino a che i gomiti non raggiungono l'altezza delle spalle, poi spingete di nuovo verso l'alto.

❖ Suggerimento

Se avete difficoltà a rimanere dritti con la schiena, questo suggerimento può esservi utile! Stringete i glutei e contraete gli addominali.

Se ancora non vi sentite pronti per fare le flessioni, perché non provate ad eseguire la variante sulle ginocchia? Vi basterà appoggiare le ginocchia a terra ed eseguire lo stesso movimento. Non userete la parte inferiore delle gambe, ma lavorerete comunque su braccia e core.

Bicycle crunch

❖ Di cosa si tratta?

La bicicletta è uno degli esercizi cardio per eccellenza. Non c'è quindi da stupirsi che il bicycle crunch sia uno dei migliori esercizi per perdere peso. È piuttosto semplice da eseguire se fatto correttamente.

❖ Che benefici dà?

Attiva la parte superiore dell'addome

Rafforza il core

Tonifica le cosce

Definisce il punto vita

❖ Come si esegue?

Iniziate da sdraiati a terra sulla schiena. Immaginate di essere distesi in spiaggia con le mani sotto la testa a farvi da cuscino. Le braccia dovrebbero disegnare una sorta di diamante.

Ecco che le cose diventano interessanti.

Iniziate a pedalare! Fate finta di essere in bici mentre provate a vincere una gara. Portate un ginocchio al petto mentre allungate l'altra gamba. La gamba distesa non deve toccare il suolo. Se state avvicinando il ginocchio destro al petto, cercate di raggiungerlo con il gomito sinistro e viceversa. Giratevi il più possibile per far toccare gomito e ginocchio.

❖ Suggerimento

Iniziate lentamente, senza muovere schiena e braccia. Pedalate per qualche istante muovendo soltanto le gambe. Una volta che avrete preso il ritmo aggiungete anche il movimento delle braccia.

Scalatore con rotazione

❖ Di cosa si tratta?

È un esercizio dinamico, simile per certi aspetti al bicycle crunch. Invece che distesi sulla schiena, vi troverete in una posizione simile alla plank.

❖ Che benefici dà?

Migliora la frequenza cardiaca

Aumenta il metabolismo

Aumenta la capacità aerobica

Aumenta l'agilità

Aumenta la flessibilità

Allena più muscoli contemporaneamente

❖ Come si esegue?

Iniziate nella posizione della plank. Posizionate le braccia come se doveste fare delle flessioni. Adesso portate il ginocchio destro avanti, verso il gomito sinistro, e alternate. Ginocchio destro, gomito sinistro, ginocchio sinistro, gomito destro, ginocchio destro, gomito sinistro e così via!

❖ Suggerimento

Cercate di mantenere il corpo allineato. Non piegate il collo e non incurvate la schiena. Dovreste muovere soltanto gambe e piedi.

Plank laterale

❖ Di cosa si tratta?

È probabilmente uno dei migliori esercizi per gli addominali. Se lo eseguite correttamente, posso assicurarvi che vedrete presto ottimi risultati. Il plank laterale va ad agire sui muscoli che di solito non vengono allenati con altri esercizi, come gli addominali obliqui.

❖ Che benefici dà?

Migliora la postura

Rafforza i glutei Rafforza le spalle

Rafforza le braccia

Migliora l'equilibrio

Migliora la coordinazione

❖ Rafforza il core

Nella vita ci sono molte cose buone e semplici. il gelato alla vaniglia, il caffè, il cioccolato e anche il plank laterale!

Distendevi su un fianco e allungate bene le gambe. Con l'avambraccio a terra, spingete la parte superiore del corpo verso l'alto. Dovete concentrarvi per mantenere il corpo perfettamente dritto durante l'esercizio. È proprio come nella plank normale, ma su un fianco. La mano libera può riposare su un fianco o sollevarsi verso l'alto. A voi la scelta.

❖ Suggerimento

L'avambraccio su cui vi sorreggete deve essere perfettamente allineato con la spalla e potete tenere i piedi sovrapposti oppure sfalsati se questo vi facilita l'esecuzione.

Addominali

❖ Di cosa si stratta?

Questo esercizio, di cui esistono numerose varianti, è uno dei primi che vi troverete ad eseguire quando inizierete ad allenarvi. Chi l'avrebbe mai detto che alzarsi da terra per mettersi a sedere potesse avere un effetto così positivo sul corpo?

❖ Che benefici danno?

Rafforzano il core

Aumentano la massa muscolare

Migliorano l'equilibrio

Migliorano la stabilità

Migliorano la flessibilità

Migliorano la postura Migliorano la digestione

Rafforzano la schiena

❖ Come si eseguono?

Stessa cosa delle flessioni. Avrete sicuramente visto l'esecuzione di questo esercizio. Solo per scrupolo, vi riporto l'esecuzione corretta:

distesi a terra sulla schiena con le ginocchia piegate. Poggiate bene i piedi sul pavimento. Adesso, come nel bicycle crunch, appoggiate le mani sotto la testa e piegate le braccia verso l'esterno, come a formare un diamante.

Quando vi tirate su a sedere, inspirate, quando scendete di nuovo a terra, espirate. Eseguire questo esercizio velocemente non vuol dire che lo stiate facendo bene, per cui fate con calma e controllate bene il movimento. Mantenete la schiena dritta e l'addome contratto.

❖ Suggerimento

Non tiratevi su con le braccia. Il movimento prende forza dall'addome. Se fate diversamente, non funzionerà. Dovete muovere soltanto la parte centrale del corpo. Tutto il resto deve restare perfettamente nella sua posizione mentre salite e scendete durante l'esecuzione. Attenzione anche a non sollevare i piedi da terra.

Ponte

❖ Di cosa si tratta?

È un esercizio che va ad allenare bacino, cosce, addome e schiena.

❖ Che benefici dà?

Fa lavorare i glutei!

Rafforza i muscoli posteriori della coscia

Migliora la mobilità del bacino

Rafforza la zona lombare

❖ Come si esegue?

Mettetevi nella stessa posizione di partenza degli addominali, ma invece di tenere le mani sotto la testa, appoggiatele a terra lungo i fianchi con i palmi rivolti in alto. Adesso, sollevare i fianchi mantenendo i talloni a terra, cercando di non inarcare la schiena. Gambe, bacino e schiena devono formare una linea dritta dall'alto in basso. Tenete la posizione per un paio di secondi poi tornate lentamente alla posizione di partenza.

❖ Suggerimenti

Non spingete con i talloni. Dovete concentrarvi e usare la contrazione di glutei e addome.

Superman

❖ Di cosa si tratta?

Quando si è agli inizi di un percorso di allenamento, è molto probabile che la schiena sia poco resistente alla fatica. Questo è l'esercizio perfetto per lavorare proprio sui muscoli posteriori della schiena. A dirla tutta, è uno dei miei esercizi preferiti (e non solo perché ho una passione sfegatata per i supereroi, ok?)

❖ Che benefici dà?

Definisce i muscoli della schiena

Migliora la postura

Rafforza i muscoli della schiena

Rafforza i muscoli dell'addome

Rafforza i muscoli posteriori della coscia

Aumenta la stabilità di schiena e bacino

❖ Come si esegue?

Questo è un esercizio molto divertente.

Distesi a pancia in giù sul pavimento con le braccia allungate davanti alla testa. Immaginatevi uno di quei vecchi cartoni animati con Superman che salva il mondo. Adesso alzate la gamba sinistra e il braccio destro da terra, fino a dove riuscite. Tenete la posizione per circa tre secondi poi tornate alla posizione di riposo. Ripetere l'esercizio dall'altro lato.

Non puntate i piedi e non trattenete il respiro. La respirazione è fondamentale durante tutta l'esecuzione. Dovreste riuscire a mantenere la posizione senza che le braccia o le gambe si pieghino. Se eseguite l'esercizio correttamente sentirete i muscoli posteriori della schiena, soprattutto la fascia lombare, in tensione.

❖ Suggerimento

Potete eseguire una variante dell'esercizio sollevando contemporaneamente entrambe le braccia ed entrambe le gambe.

Capitolo 5:
5 Settimane di Allenamento

Settimana 1

Eccoci! Sta per accadere davvero! Finalmente avete deciso di iniziare la vostra nuova avventura con un programma di allenamento a casa. Durante la prima settimana potrà accadere che la prendiate o troppo alla leggera o troppo intensamente. Questi sono due degli errori più comuni che le persone fanno quando iniziano ad allenarsi. È importante riuscire a trovare la famosa via di mezzo. Ecco l'obiettivo di questa prima settimana. Dovrete superare i vostri limiti, ma non al punto di farvi male o avere dolori che vi terranno fermi per le prossime due settimane. L'obiettivo è sbloccare la situazione e non bloccare la vostra schiena. Dall'altro lato però, è fin troppo semplice prendersela comoda perché di fatto sapete che è la prima settimana. Non adagiatevi troppo sugli allori. Questi esercizi sono studiati per i principianti e chiunque può farli. Provate a farne il più possibile. Uscite dalla vostra zona di comfort. Eccedere con esercizi più intensi non andrà bene per chi è solo agli inizi e limitarsi a fare ancora di meno di quanto indicato in questa guida sarà del tutto inutile. Questo programma è studiato appositamente per prepararvi al meglio di settimana in settimana. Troverete anche delle varianti. Non è necessario seguirle a meno che non vi rendiate conto che non state lavorando abbastanza. Potete anche aggiungere gli esercizi che vi ho spiegato in precedenza. Aumentate gradualmente. Vi suggerisco di aggiungere non più di un esercizio al giorno, per non esagerare, e gradualmente aumentare le ripetizioni.

Giorno 1

- ❖ 10 jumping jacks
- ❖ 5 flessioni
- ❖ 5 squat
- ❖ Riposo per un minuto
- ❖ 5 jumping jacks
- ❖ 5 flessioni
- ❖ 5 squat

Variante: Sostituite gli squat con i jump squat o aggiungete la plank alla serie.

Giorno 2

- ❖ 8 affondi
- ❖ 5 burpees (ma provate a farne 10)
- ❖ 8 addominali
- ❖ Riposo per un minuto
- ❖ 8 affondi

❖ 5 burpees (ma provate a farne 10)
❖ 8 addominali

Variante: Ottimi esercizi da aggiungere a questa serie potrebbero essere i bicycle crunch o lo scalatore.

Giorno 3

❖ 7 jumping jacks
❖ 7 flessioni
❖ 7 squat
❖ Riposo per un minuto
❖ 7 jumping jacks
❖ 7 flessioni
❖ 7 squat

Variante: Sostituite gli squat con i jump squat o aggiungete la plank alla serie.

Giorno 4

❖ 10 affondi
❖ 5 burpees (ma provate a farne 10)
❖ 10 addominali
❖ Riposo per un minuto
❖ 10 affondi
❖ 5 burpees (ma provate a farne 10)
❖ 10 addominali

Variante: Ottimi esercizi da aggiungere a questa serie potrebbero essere i bicycle crunch o lo scalatore.

Giorno 5

- ❖ 10 jumping jacks
- ❖ 10 flessioni
- ❖ 10 squat
- ❖ Riposo per un minuto
- ❖ 10 jumping jacks
- ❖ 10 flessioni
- ❖ 10 squat

Variante: Sostituite gli squat con i jump squat o aggiungete la plank alla serie.

Giorno 6

- ❖ 10 affondi
- ❖ 6 burpees (ma provate a farne 10)
- ❖ 10 addominali
- ❖ Riposo per un minuto
- ❖ 10 affondi
- ❖ 6 burpees (ma provate a farne 10)
- ❖ 10 addominali

Variante: Ottimi esercizi da aggiungere a questa serie potrebbero essere i bicycle crunch o lo scalatore.

Giorno 7

❖ Riposatevi e provate a fare un po' di stretching per rilassare la muscolatura.

Settimana 2

Giorno 1

❖ 15 jumping jacks
❖ 12 flessioni
❖ 13 squat
❖ Riposo per un minuto
❖ 15 jumping jacks
❖ 12 flessioni
❖ 13 squat

Variante: Sostituite gli squat con i jump squat o aggiungete la plank alla serie.

Giorno 2

❖ 12 addominali
❖ 15 affondi
❖ 8 burpees (ma provate a farne 12)
❖ Riposo per un minuto
❖ 12 addominali
❖ 15 affondi
❖ 8 burpees (ma provate a farne 12)

Variante: Ottimi esercizi da aggiungere a questa serie potrebbero essere i bicycle crunch o lo scalatore.

Giorno 3

- ❖ 18 jumping jacks
- ❖ 12 flessioni
- ❖ 15 squat
- ❖ Riposo per un minuto
- ❖ 18 jumping jacks
- ❖ 12 flessioni
- ❖ 15 squat

Variante: Sostituite gli squat con i jump squat o aggiungete la plank alla serie.

Giorno 4

- ❖ 15 addominali
- ❖ 18 affondi
- ❖ 10 burpees (ma provate a farne 12)
- ❖ Riposo per un minuto
- ❖ 15 addominali
- ❖ 18 affondi
- ❖ 10 burpees (ma provate a farne 12)

Variante: Ottimi esercizi da aggiungere a questa serie potrebbero essere i bicycle crunch o lo scalatore.

Giorno 5

- ❖ 20 jumping jacks
- ❖ 15 flessioni
- ❖ 18 squat
- ❖ Riposo per un minuto
- ❖ 20 jumping jacks
- ❖ 15 flessioni
- ❖ 18 squat

Variante: Sostituite gli squat con i jump squat o aggiungete la plank alla serie.

Giorno 6

- ❖ 18 addominali
- ❖ 20 affondi
- ❖ 12 burpees
- ❖ Riposo per un minuto
- ❖ 18 addominali
- ❖ 20 affondi
- ❖ 12 burpees

Variante: Ottimi esercizi da aggiungere a questa serie potrebbero essere i bicycle crunch o lo scalatore.

Giorno 7

❖ Riposatevi e provate a fare un po' di stretching per rilassare la muscolatura.

Settimana 3

Giorno 1

❖ 23 jumping jacks
❖ 18 flessioni
❖ 20 squat
❖ Riposo per un minuto
❖ 23 jumping jacks
❖ 18 flessioni
❖ 20 squat

Variante: Sostituite gli squat con i jump squat o aggiungete la plank alla serie.

Giorno 2

❖ 20 addominali
❖ 20 affondi
❖ 13 burpees (ma provate a farne 15)
❖ Riposo per un minuto
❖ 20 addominali
❖ 20 affondi
❖ 13 burpees (ma provate a farne 15)

Variante: Ottimi esercizi da aggiungere a questa serie potrebbero essere i bicycle crunch o lo scalatore.

Giorno 3

- ❖ 25 jumping jacks
- ❖ 20 flessioni
- ❖ 20 squat
- ❖ Riposo per un minuto
- ❖ 25 jumping jacks
- ❖ 20 flessioni
- ❖ 20 squat

Variante: Sostituite gli squat con i jump squat o aggiungete la plank alla serie.

Giorno 4

- ❖ 23 addominali
- ❖ 23 affondi
- ❖ 14 burpees (ma provate a farne 15)
- ❖ Riposo per un minuto
- ❖ 23 addominali
- ❖ 23 affondi
- ❖ 14 burpees (ma provate a farne 12)

Variante: Ottimi esercizi da aggiungere a questa serie potrebbero essere i bicycle crunch o lo scalatore.

Giorno 5

- ❖ 25 jumping jacks
- ❖ 25 flessioni
- ❖ 23 squat
- ❖ Riposo per un minuto
- ❖ 25 jumping jacks
- ❖ 25 flessioni
- ❖ 23 squat

Variante: Sostituite gli squat con i jump squat o aggiungete la plank alla serie.

Giorno 6

- ❖ 25 addominali
- ❖ 25 affondi
- ❖ 15 burpees
- ❖ Riposo per un minuto
- ❖ 25 addominali
- ❖ 25 affondi
- ❖ 15 burpees

Variante: Ottimi esercizi da aggiungere a questa serie potrebbero essere i bicycle crunch o lo scalatore.

Giorno 7

❖ Riposatevi e provate a fare un po' di stretching per rilassare la muscolatura.

Settimana 4

Giorno 1

❖ 25 jumping jacks
❖ 25 flessioni
❖ 25 squat
❖ Riposo per un minuto
❖ 25 jumping jacks
❖ 25 flessioni
❖ 25 squat

Variante: Sostituite gli squat con i jump squat o aggiungete la plank alla serie.

Giorno 2

❖ 25 addominali
❖ 25 affondi
❖ 15 burpees (ma provate a farne 17)
❖ Riposo per un minuto
❖ 25 addominali
❖ 25 affondi
❖ 15 burpees (ma provate a farne 17)

Variante: Ottimi esercizi da aggiungere a questa serie potrebbero essere i bicycle crunch o lo scalatore.

Giorno 3

- ❖ 28 jumping jacks
- ❖ 28 flessioni
- ❖ 28 squat
- ❖ 1 minuto di riposo
- ❖ 28 jumping jacks
- ❖ 28 flessioni
- ❖ 28 squat

Variante: Sostituite gli squat con i jump squat o aggiungete la plank alla serie.

Giorno 4

- ❖ 28 addominali
- ❖ 28 affondi
- ❖ 16 burpees (ma provate a farne 17)
- ❖ 1 minuto di riposo
- ❖ 28 addominali
- ❖ 28 affondi
- ❖ 16 burpees (ma provate a farne 17)

Variante: Ottimi esercizi da aggiungere a questa serie potrebbero essere i bicycle crunch o lo scalatore.

Giorno 5

- ❖ 30 jumping jacks
- ❖ 30 flessioni
- ❖ 30 squat
- ❖ 1 minuto di riposo
- ❖ 30 jumping jacks
- ❖ 30 flessioni
- ❖ 30 squat

Variante: Sostituite gli squat con i jump squat o aggiungete la plank alla serie.

Giorno 6

- ❖ 30 addominali
- ❖ 30 affondi
- ❖ 17 burpees
- ❖ 1 minuto di riposo
- ❖ 30 addominali
- ❖ 30 affondi
- ❖ 17 burpees

Variante: Ottimi esercizi da aggiungere a questa serie potrebbero essere i bicycle crunch o lo scalatore.

Giorno 7

❖ Riposatevi e provate a fare un po' di stretching per rilassare la muscolatura.

Settimana 5

Giorno 1

❖ 30 jumping jacks
❖ 30 flessioni
❖ 30 squat
❖ 1 minuto di riposo
❖ 30 jumping jacks
❖ 30 flessioni
❖ 30 squat

Variante: Sostituite gli squat con i jump squat o aggiungete la plank alla serie.

Giorno 2

❖ 30 addominali
❖ 30 affondi
❖ 18 burpees (ma provate a farne 20)
❖ 1 minuto di riposo
❖ 30 addominali
❖ 30 affondi
❖ 18 burpees (ma provate a farne 20)

Variante: Ottimi esercizi da aggiungere a questa serie potrebbero essere i bicycle crunch o lo scalatore.

Giorno 3

- ❖ 33 jumping jacks
- ❖ 33 flessioni
- ❖ 33 squat
- ❖ 1 minuto di riposo
- ❖ 33 jumping jacks
- ❖ 33 flessioni
- ❖ 33 squat

Variante: Sostituite gli squat con i jump squat o aggiungete la plank alla serie.

Giorno 4

- ❖ 33 addominali
- ❖ 33 affondi
- ❖ 19 burpees (ma provate a farne 20)
- ❖ 1 minuto di riposo
- ❖ 33 addominali
- ❖ 33 affondi
- ❖ 19 burpees (ma provate a farne 20)

Variante: Ottimi esercizi da aggiungere a questa serie potrebbero essere i bicycle crunch o lo scalatore.

Giorno 5

- ❖ 35 jumping jacks
- ❖ 35 flessioni
- ❖ 35 squat
- ❖ 1 minuto di riposo
- ❖ 35 jumping jacks
- ❖ 35 flessioni
- ❖ 35 squat

Variante: Sostituite gli squat con i jump squat o aggiungete la plank alla serie.

Giorno 6

- ❖ 35 addominali
- ❖ 35 affondi
- ❖ 20 burpees
- ❖ 1 minuto di riposo
- ❖ 35 addominali
- ❖ 35 affondi
- ❖ 20 burpees

Variante: Ottimi esercizi da aggiungere a questa serie potrebbero essere i bicycle crunch o lo scalatore.

Giorno 7

❖ Riposatevi e provate a fare un po' di stretching per rilassare la muscolatura.

Capitolo 6:
Piano Alimentare Settimanale

Questo piano alimentare può essere riutilizzato di volta in volta. Potete variare tra proteine diverse, mantenendo lo stesso apporto di nutrienti e di calorie. Fate riferimento alla selezione del cibo sano per scegliere tra le varie alternative. Inoltre, potete cucinare delle porzioni extra per cena così da avere il pasto pronto per il pranzo del giorno seguente: risparmierete un sacco di tempo!

Settimana 1

Giorno 1

❖ Colazione

100 g di porridge ai frutti di bosco. (Aggiungete 1 cucchiaino di burro di mandorle per dargli un tocco in più.)

1 tazza di frutti di bosco o altra frutta con pochi grassi
Aggiungete della cannella

❖ Pranzo

Insalata di tonno con frutta secca a vostro piacere. Aggiungete avocado e formaggio

❖ Cena

Pollo saltato in padella con patate

(Controllate la vostra conta calorica per capire quanto potete mangiare. Potrebbe variare a seconda degli spuntini che avete consumato.)

❖ Spuntini

2 frutti a scelta

Giorno 2

❖ Colazione

100 g di porridge ai frutti di bosco. (Aggiungete 1 cucchiaino di burro di mandorle per dargli un tocco in più.)

1 tazza di frutti di bosco o altra frutta con pochi grassi Aggiungete della cannella

❖ Pranzo

Sfruttate gli avanzi della sera prima, aggiungendo al pollo in padella dell'insalata con carote e semi di girasole

❖ Cena

Salmone e Quinoa con verdure a scelta

(Controllate la vostra conta calorica per capire quanto potete mangiare. Potrebbe variare a seconda degli spuntini che avete consumato.)

❖ Spuntini

2 frutti a scelta

Giorno 3

❖ Colazione

Toast con avocado, semi di girasole, pomodoro e rucola

Utilizzate 1 o 2 fette di pane integrale e farcitele con dell'avocato schiacciato. Aggiungete i pomodori, la rucola e alcuni semi di girasole come guarnizione.

❖ Pranzo

Avanzi del salmone e insalata. Se non vi è avanzato il salmone dal giorno prima, potete optare per una semplice insalata verde a cui aggiungere delle proteine a vostra scelta.

❖ Cena

Spaghetti e polpette con verdure al vapore

(Controllate la vostra conta calorica per capire quanto potete mangiare. Potrebbe variare a seconda degli spuntini che avete consumato.)

❖ Spuntini

2 frutti a scelta

Giorno 4

❖ Colazione

100 g di porridge ai frutti di bosco. (Aggiungete 1 cucchiaino di burro di mandorle per dargli un tocco in più.)

❖ Pranzo

Zuppa di verdure e polpette avanzate

E' preferibile optare per una zuppa fatta in casa, ma anche le alternative surgelate vanno bene. Aggiungete una spolverata di parmigiano.

❖ Cena

Pollo al limone con patate e insalata

(Controllate la vostra conta calorica per capire quanto potete mangiare. Potrebbe variare a seconda degli spuntini che avete consumato.)

❖ Spuntini

2 frutti a scelta

Giorno 5

❖ Breakfast

100 g di porridge ai frutti di bosco. (Aggiungete 1 cucchiaino di burro di mandorle per dargli un tocco in più.)

❖ Pranzo

Pollo al limone avanzato con una fetta di toast e maionese light. Potete anche aggiungere delle cipolle e dell'avocado a fettine!

❖ Cena

Straccetti di manzo con patate

(Controllate la vostra conta calorica per capire quanto potete mangiare. Potrebbe variare a seconda degli spuntini che avete consumato.)

❖ Spuntini

2 frutti a scelta

Giorno 6

❖ Colazione

Toast con burro di mandorle, mela a fette e cannella

❖ Pranzo

Piadina con manzo, lattuga, pomodori e cetrioli

❖ Cena

Pollo arrosto con broccoli e riso speziato

(Controllate la vostra conta calorica per capire quanto potete mangiare. Potrebbe variare a seconda degli spuntini che avete consumato.)

❖ Spuntini

2 frutti a scelta

Giorno 7

❖ Colazione

Toast con rucola, anacardi, pomodorini secchi e scaglie di formaggio

❖ Pranzo

Piadina con pollo avanzato, lattuga, carote e frutta secca a vostra scelta. Aggiungete un peperone se volete un tocco più croccante.

❖ Cena

Arrosto con carote e patate, servito con riso integrale e salsa

(Controllate la vostra conta calorica per capire quanto potete mangiare. Potrebbe variare a seconda degli spuntini che avete consumato.)

❖ Spuntini

2 frutti a scelta

Settimana 2

Giorno 1

❖ Colazione

100 g di porridge ai frutti di bosco. (Aggiungete 1 cucchiaino di burro di mandorle per dargli un tocco in più.)

1 tazza di frutti di bosco o altra frutta con pochi grassi
Aggiungete della cannella

❖ Pranzo

Insalata di pollo con succo di limone e semi di girasole

❖ Cena

Pizza vegetariana con impasto integrale

Aggiungete pomodorini secchi, peperoni, formaggio grattugiato e cipolle.

(Controllate la vostra conta calorica per capire quanto potete mangiare. Potrebbe variare a seconda degli spuntini che avete consumato.)

❖ Spuntini

2 frutti a scelta

Giorno 2

❖ Colazione

100 g di porridge ai frutti di bosco. (Aggiungete 1 cucchiaino di burro di mandorle per dargli un tocco in più.)

1 tazza di frutti di bosco o altra frutta con pochi grassi
Aggiungete della cannella

❖ Pranzo

1 fetta di toast con tonno

Aggiungete dell'insalata se avete ancora fame

❖ Cena

Pollo e Quinoa con verdura a scelta

(Controllate la vostra conta calorica per capire quanto potete mangiare. Potrebbe variare a seconda degli spuntini che avete consumato.)

❖ Spuntini

2 frutti a scelta

Giorno 3

❖ Colazione

Macedonia di frutta con cannella e frutta secca. Scegliete dei frutti con basso contenuto di grassi e ricca di nutrienti.

Aggiungete delle Yogurt greco magro

❖ Pranzo

Pollo avanzato e insalata con del succo di limone

❖ Cena

Riso con pancetta e broccoli

(Controllate la vostra conta calorica per capire quanto potete mangiare. Potrebbe variare a seconda degli spuntini che avete consumato.)

❖ Spuntini

2 frutti a scelta

Giorno 4

❖ Colazione

100 g di porridge ai frutti di bosco. (Aggiungete 1 cucchiaino di burro di mandorle per dargli un tocco in più.)

❖ Pranzo

Zuppa di verdure

È preferibile una zuppa fatta in casa, ma in alternativa anche i surgelati sono una buona opzione. Aggiungete del parmigiano per insaporire.

❖ Cena

Filetto di salmone in padella

Aggiungete della frutta secca per dare un tocco più croccante.

(Controllate la vostra conta calorica per capire quanto potete mangiare. Potrebbe variare a seconda degli spuntini che avete consumato.)

❖ Spuntini

2 frutti a scelta

Giorno 5

❖ Colazione

100 g di porridge ai frutti di bosco. (Aggiungete 1 cucchiaino di burro di mandorle per dargli un tocco in più.)

❖ Pranzo

Salmone avanzato dalla cena precedente con del burro di mandorle

❖ Cena

Fagioli e Cavolo stufati con Uova

(Controllate la vostra conta calorica per capire quanto potete mangiare. Potrebbe variare a seconda degli spuntini che avete consumato.)

❖ Spuntini

2 frutti a scelta

Giorno 6

❖ Colazione

Toast con burro di mandorle, mela a fette e cannella

❖ Pranzo

Piadina con straccetti di manzo, lattuga, pomodori e cetriolo

❖ Cena

Sformato vegetariano

(Controllate la vostra conta calorica per capire quanto potete mangiare. Potrebbe variare a seconda degli spuntini che avete consumato.)

❖ Spuntini

2 frutti a scelta

Giorno 7

❖ Colazione

Toast con rucola, anacardi, pomodorini secchi e scaglie di formaggio

❖ Pranzo

Piadina con pollo speziato e avocado

❖ Cena

Pollo, peperoni e mais saltati in padella

(Controllate la vostra conta calorica per capire quanto potete mangiare. Potrebbe variare a seconda degli spuntini che avete consumato.)

❖ Spuntini

2 frutti a scelta

Settimana 3

Giorno 1

❖ Colazione

100 g di porridge ai frutti di bosco. (Aggiungete 1 cucchiaino di burro di mandorle per dargli un tocco in più.)

1 tazza di frutti di bosco o altra frutta con pochi grassi
Aggiungete della cannella

❖ Pranzo

Insalata di tonno con frutta secca a piacere. Aggiungete anche avocado e formaggio.

❖ Cena

Pollo in padella con patate

(Controllate la vostra conta calorica per capire quanto potete mangiare. Potrebbe variare a seconda degli spuntini che avete consumato.)

❖ Spuntini

2 frutti a scelta

Giorno 2

❖ Colazione

100 g di porridge ai frutti di bosco. (Aggiungete 1 cucchiaino di burro di mandorle per dargli un tocco in più.)

1 tazza di frutti di bosco o altra frutta con pochi grassi Aggiungete della cannella

❖ Pranzo

Pollo in padella avanzato con carote e semi di girasole

❖ Cena

Salmone e Quinoa con verdure a scelta

(Controllate la vostra conta calorica per capire quanto potete mangiare. Potrebbe variare a seconda degli spuntini che avete consumato.)

❖ Spuntini

2 frutti a scelta

Gorno 3

❖ Colazione

Toast con avocado, semi di girasole, pomodori e rucola

Utilizzate 1 o 2 fette di pane integrale, spalmatevi dell'avocado schiacciato e aggiungete pomodori, rucola e semi di girasole.

❖ Pranzo

Salmone avanzato e insalata. Se non vi è avanzato del salmone, aggiungete semplicemente una proteina a vostro piacimento all'insalata.

❖ Cena

Spaghetti con polpette e verdure al vapore

(Controllate la vostra conta calorica per capire quanto potete mangiare. Potrebbe variare a seconda degli spuntini che avete consumato.)

❖ Spuntini

2 frutti a scelta

Gorno 4

❖ Colazione

100g di porridge con frutti di bosco. (Aggiungete 1 cucchiaino di burro di mandorle per dargli un tocco in più.)

❖ Pranzo

Zuppa di verdure e polpette avanzate.

È preferibile una zuppa fatta in casa, ma anche le zuppe surgelate sono una buona alternativa. Aggiungete del parmigiano per insaporire.

❖ Cena

Pollo al limone con patate e insalata

(Controllate la vostra conta calorica per capire quanto potete mangiare. Potrebbe variare a seconda degli spuntini che avete consumato.)

❖ Spuntini

2 frutti a scelta

Giorno 5

❖ Colazione

100g di porridge ai frutti di bosco. (Aggiungete 1 cucchiaino di burro di mandorle per dargli un tocco in più.)

❖ Pranzo

Pollo al limone avanzato con della maionese light su una fetta di pane. Potete anche aggiungere della cipolla a fette e dell'avocado!

❖ Cena

Straccetti di manzo con patate dolci

(Controllate la vostra conta calorica per capire quanto potete mangiare. Potrebbe variare a seconda degli spuntini che avete consumato.)

❖ Spuntini

2 frutti a scelta

Giorno 6

❖ Colazione

Toast con burro di mandorle, mela a fette e cannella

❖ Pranzo

Piadina con straccetti di manzo, lattuga, pomodori e cetriolo

❖ Cena

Broccoli e pollo arrosto con riso speziato

(Controllate la vostra conta calorica per capire quanto potete mangiare. Potrebbe variare a seconda degli spuntini che avete consumato.)

❖ Spuntini

2 frutti a scelta

Giorno 7

❖ Colazione

Toast con rucola, anacardi, pomodorini secchi e semi di girasole

❖ Pranzo

Piadina con pollo avanzato, lattuga, carote e frutta secca a scelta. Aggiungete anche del peperone rosso per un tocco croccante.

❖ Cena

Arrosto con patate e carote. Servite con riso integrale e della salsa

(Controllate la vostra conta calorica per capire quanto potete mangiare. Potrebbe variare a seconda degli spuntini che avete consumato.)

❖ Spuntini

2 frutti a scelta

Settimana 4

Giorno 1

❖ Colazione

100g di porridge ai frutti di bosco. (Aggiungete 1 cucchiaino di burro di mandorle per dargli un tocco in più.)

1 tazza di frutti di bosco o altra frutta con pochi grassi
Aggiungete della cannella

❖ Pranzo

Insalata di pollo con succo di limone e semi di girasole

❖ Cena

Pizza vegetariana con impasto integrale

Aggiungete dei pomodorini secchi, peperoni, cipolle e scaglie di formaggio

(Controllate la vostra conta calorica per capire quanto potete mangiare. Potrebbe variare a seconda degli spuntini che avete consumato.)

❖ Spuntini

2 frutti a scelta

Giorno 2

❖ Colazione

100g di porridge ai frutti di bosco. (Aggiungete 1 cucchiaino di burro di mandorle per dargli un tocco in più.)

1 tazza di frutti di bosco o altra frutta con pochi grassi
Aggiungete della cannella

❖ Pranzo

1 fetta di pane con del tonno

Aggiungete dell'insalata se avete ancora fame

Pollo e Quinoa con verdure a scelta

(Controllate la vostra conta calorica per capire quanto potete mangiare. Potrebbe variare a seconda degli spuntini che avete consumato.)

❖ Spuntini

2 frutti a scelta

Giorno 3

❖ Colazione

Macedonia di frutta con cannella e frutta secca. Utilizzate frutta a basso contenuti di grassi e ricca di nutrienti

Aggiungete dello Yogurt Greco magro

❖ Pranzo

Pollo avanzato con succo di limone

Riso con pancetta e broccoli

(Controllate la vostra conta calorica per capire quanto potete mangiare. Potrebbe variare a seconda degli spuntini che avete consumato.)

❖ Spuntini

2 frutti a scelta

Giorno 4

❖ Colazione

100g di porridge ai frutti di bosco. (Aggiungete 1 cucchiaino di burro di mandorle per dargli un tocco in più.)

❖ Pranzo

Zuppa di verdure

E' preferibile optare per una zuppa fatta in casa, ma anche le alternative surgelate vanno bene. Aggiungete una spolverata di parmigiano.

Filetto di salmone in padella

Aggiungete della frutta secca per dare un tocco più croccante

(Controllate la vostra conta calorica per capire quanto potete mangiare. Potrebbe variare a seconda degli spuntini che avete consumato.)

❖ Spuntini

2 frutti a scelta

Giorno 5

❖ Colazione

100g di porridge ai frutti di bosco. (Aggiungete 1 cucchiaino di burro di mandorle per dargli un tocco in più.)

❖ Pranzo

Salmone avanzato con una fetta di pane e burro di mandorle

Uova con Fagioli e Cavolo stufato

(Controllate la vostra conta calorica per capire quanto potete mangiare. Potrebbe variare a seconda degli spuntini che avete consumato)

❖ Spuntini

2 frutti a scelta

Giorno 6

❖ Colazione

Toast con burro di mandorle, una mela a fettine e cannella

❖ Pranzo

Piadina con manzo, lattuga, pomodori e cetrioli

❖ Cena

Sformato Vegetariano

(Controllate la vostra conta calorica per capire quanto potete mangiare. Potrebbe variare a seconda degli spuntini che avete consumato.)

❖ Spuntini

2 frutti a scelta

Giorno 7

❖ Colazione

Toast con rucola, noci spezzettate, pomodorini secchi e scaglie di formaggio

❖ Pranzo

Piadina con pollo speziato e avocado

❖ Cena

Pollo, peperoni e mais saltati in padella

(Controllate la vostra conta calorica per capire quanto potete mangiare. Potrebbe variare a seconda degli spuntini che avete consumato.)

❖ Spuntini

2 frutti a scelta

Settimana 5

Giorno 1

❖ Colazione

100g di porridge ai frutti di bosco. (Aggiungete 1 cucchiaino di burro di mandorle per un tocco in più.)

1 tazza di frutti di bosco o altra frutta con pochi grassi

Aggiungete della cannella

❖ Pranzo

Pollo avanzato e insalata con carote e semi di girasole

❖ Cena

Salmone e Quinoa con verdure a scelta

(Controllate la vostra conta calorica per capire quanto potete mangiare. Potrebbe variare a seconda degli spuntini che avete consumato.)

❖ Spuntini

2 frutti a scelta

Giorno 2

❖ Colazione

100g di porridge ai frutti di bosco. (Aggiungete 1 cucchiaino di burro di mandorle per dargli un tocco in più.)

1 tazza di frutti di bosco o altra frutta con pochi grassi

Aggiungete della cannella

❖ Pranzo

Insalata di tonno con frutta secca a vostra scelta

Aggiungete avocado e formaggio

❖ Cena

Pollo in padella con patate

(Controllate la vostra conta calorica per capire quanto potete mangiare. Potrebbe variare a seconda degli spuntini che avete consumato.)

❖ Spuntini

2 frutti a scelta

Giorno 3

❖ Colazione

Toast con avocado, semi di girasole, pomodori e rucola

Utilizzate 1 o 2 fette di pane integrale, spalmatevi dell'avocado schiacciato e aggiungete pomodori, rucola e semi di girasole.

❖ Pranzo

Salmone avanzato e insalata. Se non vi è rimasto del salmone, optate per un'insalata verde a cui aggiungere una proteina a vostra scelta

❖ Cena

Spaghetti con polpette e verdure al vapore

(Controllate la vostra conta calorica per capire quanto potete mangiare. Potrebbe variare a seconda degli spuntini che avete consumato.)

❖ Spuntini

2 frutti a scelta

Giorno 4

❖ Colazione

100g di porridge con frutti di bosco. (Aggiungete un cucchiaino di burro di mandorle per dargli un tocco in più.)

❖ Pranzo

Zuppa di verdure e polpette avanzate.

È preferibile una zuppa fatta in casa, ma in alternativa anche i surgelati sono una buona opzione. Aggiungete del parmigiano per insaporire.

❖ Cena

Pollo al limone con patate e insalata

(Controllate la vostra conta calorica per capire quanto potete mangiare. Potrebbe variare a seconda degli spuntini che avete consumato.)

❖ Spuntini

2 frutti a scelta

Giorno 5

❖ Colazione

100 g di porridge ai frutti di bosco. (Aggiungete 1 cucchiaino di burro di mandorle per dargli un tocco in più.)

❖ Pranzo

Pollo al limone avanzato con maionese light e pane. Aggiungete della cipolla a fette e dell'avocado!

❖ Cena

Straccetti di manzo con patate

(Controllate la vostra conta calorica per capire quanto potete mangiare. Potrebbe variare a seconda degli spuntini che avete consumato.)

❖ Spuntini

2 frutti a scelta

Giorno 6

❖ Colazione

Toast con burro di mandorle, una mela a fettine e della cannella

❖ Pranzo

Piadina con manzo, lattuga, pomodoro e cetriolo

❖ Cena

Pollo arrosto con broccoli e riso speziato

(Controllate la vostra conta calorica per capire quanto potete mangiare. Potrebbe variare a seconda degli spuntini che avete consumato.)

❖ Spuntini

2 frutti a scelta

Giorno 7

❖ Colazione

Toast con rucola, noci tritate, pomodorini secchi e scaglie di formaggio

❖ Pranzo

Pollo avanzato con lattuga, carote e frutta secca a scelta. Aggiungete un peperone per un tocco più croccante.

❖ Cena

Arrosto con patate e carote, servito con riso integrale e salsa

(Controllate la vostra conta calorica per capire quanto potete mangiare. Potrebbe variare a seconda degli spuntini che avete consumato.)

❖ Spuntini

2 frutti a scelta

Capitolo 7:
Musica per Allenarsi

Allenarsi può diventare molto noioso, lo so bene. Ci si stanca, ci si innervosisce e si suda tanto. Ho imparato però che c'è una cosa che può rendere questa tortura più sopportabile: la Musica. Non qualsiasi musica però. Niente canzoni d'amore di Ed Sheeran che fanno venir voglia di piangere o di inseguire l'amore. Niente canzoni di Adele e assolutamente niente di Celine Dion che faccia pensare a navi che affondano.

Vi serve una playlist che aumenti i vostri battiti. Qualcosa che vi faccia venir voglia di alzarvi dal divano e muovere il culo. Ora, io ho alcune playlist. Una che ascolto in palestra e una che ascolto a casa, dove posso cantare a squarciagola.

Di solito, in palestra mi piace ascoltare canzoni heavy metal. Canzoni che mi fanno venir voglia di dare il massimo e sfogarmi su un sacco da boxe. Nel profondo, sono un metallaro e per me è un piacere ascoltare certa musica. Mi piace però anche ascoltare pezzi "più normali" ogni tanto e ho creato una playlist che utilizzo a casa in quei giorni in cui non riesco proprio ad andare in palestra. In questo modo non mi preoccupo se i miei vicini sono costretti ad ascoltare la mia musica per un'oretta o due mentre mi alleno. Sono comunque canzoni che mi danno la carica giusta per allenarmi, perfette per un allenamento casalingo.

Se avete qualche difficoltà a creare la playlist perfetta, vi ho fornito di seguito entrambe le mie playlist. Se vi va di provarle, vi suggerisco la playlist metal, ma se preferite la musica commerciale, optate per la playlist con musica senza tempo. Ognuna contiene 50 canzoni che mi fanno sempre venir voglia di lavorare e allenarmi.

Come piccolo bonus, ho anche aggiunto 50 audiolibri super interessanti che, pagina dopo pagina, vi faranno compagnia durante l'esercizio. Commedie, fantascienza, saggistica, horror. Ce n'è per tutti i gusti.

Musica senza tempo

1. One More Time/Aerodynamic dei Daft Punk
2. You Shook Me All Night Long degli ACDC
3. Shake Your Body (Down to the Ground) di Michael Jackson
4. Addicted to You di Avicii
5. Single ladies (Put a Ring on It) di Beyoncé
6. Turn Down for What di DJ Snake e Lil Jon
7. Push It di Salt-N-Pepa
8. Enter Sandman - Metallica

9. Paradise City - Guns N' Roses
10. Gonna Make You Sweat (Everybody Dance Now) di C+C Music Factory
11. Radioactive degli Imagine Dragons
12. Times Like These dei Foo Fighters
13. Hard to Explain dei The Strokes
14. Dark Horse di Katy Perry e Juicy J
15. Black Widow di Iggy Ilazea e Rita Ora
16. Animals dei Maroon 5
17. Dancing on My Own di Robyn
18. Eye of The Tiger dei Survivor
19. We Will Rock You dei Queen
20. Jump di Van Halen
21. Dumb Blonde di Avril Lavigne e Nicki Minaj
22. Chainsaw dei The Band Perry
23. Hey Ya! degli Outkast
24. Circus di Britney Spears
25. Happy di Pharell Williams
26. Gamma Ray di Beck
27. Hypnotize dei The White Stripes
28. Walk This Way dei Run-DMC e Aerosmith
29. Bang Bang di Jessie J, Ariana Grande e Nicki Minaj
30. Shake it off di Taylor Swift
31. Another One Bites the Dust dei Queen
32. Little Lion Man dei Mumford & Sons
33. Greyhound degli Swedish House mafia

34. Wolves di Selena Gomez e Marshmello
35. Start Me Up dei The Rolling Stones
36. Smells Like Teen Spirit dei Nirvana
37. Move Your Body di Sia
38. Seven Nation Army dei The White Stripes
39. Don't Let Me Down dei The Chainsmokers e Daya
40. Timber di Pitbull e Ke$ha
41. Try di P!nk
42. The Monster di Eminem e Rihanna
43. Move Your Feet di Junior Senior
44. LA Devotee dei Panic! At the Disco
45. Welcome to The Jungle dei Guns N' Roses
46. You're Gonna Go Far, Kid degli The Offspring
47. Square Hammer dei Ghost
48. Shape of You di Ed Sheeran
49. Face Down dei The Red Jumpsuit Apparatus
50. Lips Are Movin di Meghan Trainor

Musica Rock e Metal

Tenete presente che questa non è musica per tutti, se non siete amanti del metal o di generi simili, potete saltare tutta la lista. Uomo avvisato...

1. Black Wedding di In This Moment e Rob Halford
2. Come for Me dei New Year's Day
3. Big Bad Wolf di In This Moment

4. Anger Left Behind di Atrayu
5. Ich Will dei Rammstein
6. Du Hast dei Rammstein
7. Down dei Betraying The Martyrs
8. Brand New Numb dei Motionless in White
9. Drowning in the Sound dei Trivium
10. The American Nightmare degli Ice Nine Kills
11. Beast Within di In This Moment
12. Eternally Yours dei Motionless In White
13. Fake dei Five Finger Death Punch
14. Dirty Pretty di In This Moment
15. Animals (cover) degli Ice Nine Kills
16. I'll Be There dei Bad Wolves
17. Haunt Me di While She Sleeps
18. Larger Than Life (cover) di Jonathan Young e Lee Albrecht
19. Another Life dei Motionless in White
20. Like Sand degli In Flames
21. Heathens (cover) dei Rivals
22. Shadows Inside di Miss May I
23. Bloodline dei Northlane
24. Zombie (cover) dei Bad Wolves
25. I Am Above degli In Flames
26. The Guilty Party dei While She Sleeps
27. Bottom Feeder di Parkway Drive
28. Under Fire di Miss May I

29. In the End dei Black Veil Brides

30. Bow Down degli I Prevail

31. Bring Me Home dei Whitechapel

32. Low dei Wage War

33. Modern Misery degli Architects

34. Unsainted degli Slipknot

35. Catatonic dei Buried in Verona

36. Kill or Be Killed dei New

37. Feel Nothing dei The Plot in You

38. I Am the Fire degli Halestorm

39. Nightmares dei Conquer Divide

40. Rats dei Motionless In White

41. I Miss the Misery degli Halestorm

42. You Are We dei While She Sleeps

43. When Everything Means No dei Fit For A King

44. Voices degli In Flames

45. Alone in A Room degli Asking Alexandria

46. Voices dei Motionless in White

47. The Old Me dei Memphis May Fire

48. Until the World Goes Cold dei Trivium

49. Your Number's Up degli Ice Nine Kills

50. Toxic (cover) degli A Static Lullaby

Audiolibri

1. La Donna in Gabbia, di Jussi Adler-Olsen
2. True Porn Clerk Stories, di Ali Davis
3. Notte Americana, di Marisha Pessl
4. I Like You Just the Way I Am, di Jenny Mollen
5. Stories I Only Tell My Friend, di Rob Lowe
6. Screw Everyone: Sleeping My Way to Monogamy, di Ophira Eisenberg
7. The Summer Prince, di Alaya Dawn Johnson
8. The Illicit Happiness of Other People, di Manu Joseph
9. Harry Potter, di J.K Rowling
10. La Maledizione del Corvo Nero, di Ann Cleeves
11. Il Signore degli Anelli, di J.R.R Tolkien
12. 10 1/2 Things No Commencement Speaker Has Ever Said, di Charles Wheelan
13. Il Nome del Vento, di Patrick Rothfuss
14. Tiny Ladies in Shiny Pants, di Jill Solloway
15. Il Colore Viola, di Alice Walker
16. If This Isn't Nice, What Is? Advice for the Young, di Kurt Vonnegut
17. The Snark Handbook: A Reference Guide to Verbal Sparring, di Lawrence Dorfman
18. Denti Bianchi, di Zadie Smith
19. Sick, di Brett Battles
20. Old Earth, di Gary Grossman

21. Who Fears Death, di Nnedi Okorafor
22. L'Uomo di Neve, di Jo Nesbo
23. La Parabola del Seminatore, di Octavia E. Butler
24. The Cleaner, di Mark Dawson
25. Ci Vogliono le Palle per Essere una Donna, di Caitlin Moran
26. Il Trono di Spade, di George R.R. Martin
27. Descent, di Tim Johnston
28. Il Racconto dell'Ancella, di Margaret Atwood
29. Twilight, di Stephanie Meyer
30. Il Canto Proibito: Red Rising, di Pierce Brown
31. Caraval, di Stephanie Garber
32. Un Passato da Spia, di John le Carré
33. Tenebe e Ghiacci, di Leigh Bardugo
34. Grace's Guide: The Art of Pretending to Be a Grown-up, di Grace Helbig
35. The Resurrectionist, di Matthew Guinn
36. Middlemarch, di George Eliot
37. Rose Madder, di Stephen King
38. Belfast Noir, di Adrian McKinty e Stuart Neville
39. Origin di Dan Brown
40. Bone Dust White, di Karin Salvaggio
41. Amok game, di Sebastian Fitzek
42. The Starling Project, di Jeffery Deaver
43. L'amore ai tempi del colera, di Gabriel García Márquez

44. The Weight of Blood, di Lura McHugh
45. The Atlantis Gene, di A.G. Riddle
46. Night of the Living Deed, di E.J. Copperman
47. Scatter Adapt and Remember, di Annalee Newitz
48. Grinta, di Angela Duckworth
49. Moonwalking with Einstein, di Joshua Foer
50. Shock economy, di Naomi Klein

Conclusioni

Concludendo, vorrei aggiungere qualche ultimo consiglio che vi potrà aiutare a non riprendere peso (sono sicuro che in queste settimane avrete fatto grandi progressi) e a rimanere in forma dopo aver seguito questo libro. Riuscire a mantenere l'equilibrio raggiunto è parte integrante del successo, ecco perché i suggerimenti qui di seguito sono così importanti.

❖ Continuate ad allenarvi

Una volta raggiunto il peso che desiderate, è facile fermarsi, rallentare con l'esercizio fisico e godersi la vita. Ecco, questa è una delle cose più sbagliate da fare. Dovrete continuare a bruciare calorie. Il grasso si forma ogni volta che consumate più calorie di quante ne bruciate. Inoltre, allenarsi aumenta il metabolismo: smettere di fare esercizio vi riporterà rapidamente alle vecchie abitudini.

Oltre a seguire una dieta sana, adatta al proprio stile di vita, l'allenamento è la parte più importante per perdere e mantenere il peso ideale.

Deve diventare parte integrante della vostra routine giornaliera, proprio come lavare i denti o fare la doccia. A meno che non siate malati, non ci sono scuse per non allenarsi. È un impegno che dovrete mantenere ad ogni costo. Il vostro corpo, il vostro peso e la vostra mente vi ringrazieranno.

❖ Le vacanze

Il periodo delle vacanze può essere particolarmente difficile. Natale, Pasqua, Ferragosto, Halloween, vacanze estive in generale, sono tutti momenti che hanno qualcosa in comune. Cibo e abbuffate. Quello che spaventa molta gente è che non potranno mai più concedersi un dolce o un biscotto senza ingrassare. Credetemi quando vi dico che potete eccome! Potete assolutamente mangiare un biscotto quando ne avete voglia, di tanto in tanto ovviamente. Potete mangiare cosa volete per Natale o a Pasqua. Va bene. Ricordatevi però di tornare poi alla vostra routine consueta. Non diventate come quelle persone che dicono "Ho mangiato un dolce, allenarsi non sistemerà le cose". Certo, magari non perderete peso, ma rimarrete costanti. Dovete bruciare le calorie che avete introdotto. E se avete sgarrato con la dieta, aggiungete magari una ripetizione in più ai vostri esercizi. Le feste come Natale e Pasqua capitano solo una volta all'anno. Non sarà certo quell'occasione che vi farà riprendere peso, fidatevi. Avete lavorato tutti gli altri giorni per ottenere i risultati che volevate.

❖ Fibre

Molto spesso la nostra dieta contiene pochissime fibre. Le fibre però sono fondamentali: ci fanno sentire sazi e aiutano a combattere la fame. Concentratevi sul mangiare cibi con un alto contenuto di fibre: assumerete così meno calorie sentendovi comunque pieni. Potete trovare le fibre in verdura, frutta, cereali integrali e molti altri alimenti. Controllate sempre il contenuto di fibre degli alimenti che consumate; rimarrete sorpresi da quanto può esser scarsa la nostra dieta proprio in fatto di fibre. È una tattica di marketing: se la gente è affamata, comprerà più cibo.

❖ Leggete le etichette

Nel cibo confezionato c'è una quantità pazzesca di zuccheri, conservanti e calorie. Quando acquistate qualcosa al supermercato, controllate sempre l'etichetta. Leggere l'etichetta è importantissimo per capire quante calorie assumerete con un determinato alimento e come condizionerà il vostro peso. A volte può capitare di pensare che un cibo integrale sia la scelta migliore, poi però controllando nell'etichetta si scopre che è pieno di zuccheri aggiunti. Controllate sempre tutto. Non ci dev'essere nessun segreto in quello che ingerite. Lo so, può essere faticoso, ma se state ingrassando senza capire bene perché provate davvero a controllare le etichette e forse troverete la risposta. Col tempo l'abitudine vi porterà anche ad imparare alcune etichette a memoria e diventerà tutto molto più semplice.

❖ Evitate le tentazioni

Se sapete di avere una carie dentale, perché allora siete finiti nel reparto caramelle? State giocando col fuoco. Evitata il più possibile le tentazioni e dopo un po' vi accorgerete che non avrete più bisogno di certe cose nella vostra vita. Non vi serviranno più caramelle, dolcetti, gelati. Pianificate in anticipo cosa mangerete o provate a cucinare a casa, evitando di uscire spesso a cena fuori. Sappiamo bene che è molto difficile resistere alle tentazioni per cui cerchiamo di evitarle il più possibile.

❖ Pesate ogni alimento

Dovete pesare ogni alimento per capire quante calorie assumete con i pasti. Non potete valutarlo a occhio. È impossibile. Dovete esser sicuri al 100% di quanto cibo state consumando. Ovviamente questo non vuol dire che dovete portare una bilancia sempre con voi per pesare le verdure anche al ristorante. Quando cucinate da soli però, siate il più precisi possibile. Una serata o due con qualche caloria di troppo non fanno poi una grande differenza, ma è importante che controlliate la maggior parte dei vostri pasti.

❖ Fatelo per voi stessi

Uno degli errori più comuni che fanno molte persone è proprio fare qualcosa per qualcun altro invece che per se stessi. Volete perdere peso per far colpo su una donna? Volete allenarvi per essere notate da un tipo? Forse magari volete impressionare la vostra famiglia e dimostrare che si sbagliano su di voi. Ecco, questa non è l'impostazione mentale corretta per intraprendere un percorso di dimagrimento. Dovete farlo per voi stessi. Non ha alcun senso fare qualcosa per impressionare gli altri: quando non otterrete il loro riconoscimento, tornerete subito alle vecchie abitudini e i vostri sforzi saranno stati vani.

L'unica cosa che conta è la vostra felicità. Dovete divertirvi durante questo percorso, altrimenti non funzionerà. Fatelo per voi stessi e per la vostra salute. Voi ne valete la pena. Avete il completo diritto di sentirvi belli e a vostro agio nel vostro stesso corpo. E inoltre, vi darà tantissima sicurezza.

❖ Non lasciate che le emozioni prendano il controllo del vostro appetito

Le emozioni possono prendere facilmente il sopravvento su ogni nostro pensiero. Alcune emozioni sono più forti della nostra determinazione e ci possono portare ad abbuffarci per scacciare dei pensieri negativi. Mangiare è spesso un meccanismo di compenso per molte persone e questo è un bel problema. Quello che però tanta gente non capisce è che non si possono combattere le emozioni in questo modo e vincere la propria battaglia. Le emozioni non ci controllano, o almeno non dovrebbero farlo. Riappropriatevi del controllo e rinunciate a questo meccanismo. È più facile di quanto si possa immaginare e il senso di soddisfazione che ne deriva non ha niente a che vedere con la gratificazione che viene dal cibo.

❖ Ricordatevi di fare colazione

La colazione è fondamentale, ormai lo sappiamo. Fare una buona colazione è un abitudine sana a cui non potete rinunciare. Saltare la colazione porta a prendere peso. È dimostrato. Detto questo, se proprio non avete fame al mattino, mangiate una mela invece che una colazione vera e propria, ma mettete comunque qualcosa nello stomaco.

❖ Proteine

Le proteine contribuiscono a dare un senso di sazietà e riducono l'appetito. Inoltre, contengono degli ormoni che promuovono la perdita di peso. Facendovi sentire sazi e innescando il processo di dimagrimento, perderete più peso rispetto a chi consuma poche proteine.

Le proteine sono ideali per il metabolismo e dovrebbero coprire circa il 30% del fabbisogno calorico giornaliero.

Per essere digerite e assorbite, le proteine richiedono un grosso dispendio energetico da parte del nostro organismo, che tradotto porta ad un maggior consumo di calorie. Abbinate all'esercizio sono un ottimo alleato per avere uno stile di vita sano.

❖ Non reintroducete tutto quello che avete eliminato

Uno degli errori più classici che molte persone fanno è quello di reintrodurre tutte le cose che erano riuscite a eliminare nella dieta. Certo, un hamburger o una pizza non sono un dramma, ma se la vostra dieta torna a comprendere solo questi due alimenti tornerete presto al punto partenza. Vi ricordate come vi sentivate quando non mangiavate sano? Ricordate quanto avete dovuto lottare per buttar già quei chili di troppo? Mantenete uno stile di vita sano e concedetevi solo qualche piccolo sgarro di tanto in tanto.

❖ Non abbiate paura della bilancia

Salire sulla bilancia a volte spaventa, ma è importantissimo farlo per poter monitorare il proprio peso. Non dovete averne paura. E se avete preso qualche chilo? Che problema c'è? Sarà facile perderli di nuovo. Ricordate che il vostro peso non è qualcosa di fisso, ma oscilla durante la giornata. Cercate di pesarvi prima di colazione lo stesso giorno della settimana. Di solito sconsiglio di pesarsi ogni giorno. Può anche andare bene, a patto che non sviluppiate una vera e propria ossessione per il vostro peso. Pesarsi però è importante: se non tenete traccia dei cambiamenti non riuscirete neanche a capire quando sono ricomparsi quei centimetri in più sulle cosce o sui fianchi.

❖ Contate i carboidrati

I carboidrati sono un bel nemico per cui è importante fare attenzione e controllare la loro assunzione.

Gli zuccheri raffinati vengono privati delle loro fibre naturali. Questo è un problema perché le fibre sono molto importanti durante i pasti e contribuiscono a farci sentire sazi. Ecco perché spesso, poco dopo aver mangiato carboidrati raffinati ci si sente di nuovo affamati. Riducente i carboidrati, quasi sicuramente ridurrete anche l'apporto calorico e perderete così peso.

❖ Scrivete un diario alimentare

Tenere traccia di cosa si mangia ogni giorno è un compito piuttosto noioso, lo so. Ma è importantissimo per capire cosa si sta mangiando. Se prendete qualche chilo, il problema può essere che forse state mangiando troppo o che avete introdotto degli alimenti molto calorici. Molte persone poi non possono mangiare certi alimenti perché le fanno sentire gonfie: un diario alimentare può aiutare quindi a identificare l'alimento responsabile di certi problemi.

❖ Non vi buttate giù se prendete peso

A volte, prima di perdere peso può capitare di mettere su qualche chilo. Sono cose che succedono. Può anche capitare di avere una voglia irrefrenabile di mangiare qualcosa o che non abbiate voglia di allenarvi. Sono tutte cose normalissime: l'importante è non farsi scoraggiare da questi momenti. Non vi arrendete solo per un passo falso. Rimettetevi in carreggiata e andate avanti. Rimanete positivi.

Per le donne, in quel particolare periodo del mese è piuttosto comune sentirsi di pessimo umore. Pesarsi in quel preciso momento non è una scelta ottimale perché ovviamente la bilancia vi segnalerà un aumento di peso: state tranquille, è del tutto normale. Pesatevi lontano dal ciclo e non avrete problemi.

❖ Bevete molta acqua

Quando vi sentite affamati, invece di mangiare qualcosa, bevete un bicchiere d'acqua. Bere crea infatti l'illusione di essere sazi ed è un ottimo stratagemma per evitare di mangiare degli spuntini prima del pasto.

Inoltre, bere molto aumenta il metabolismo e aiuta il corpo a bruciare più calorie.

L'acqua aiuta anche gli organi a depurarsi e a eliminare tossine.

Molti studi suggeriscono che dovremmo bere circa due litri d'acqua al giorno per garantire il corretto funzionamento del nostro corpo al suo massimo potenziale.

❖ Dormite

Sì, amici, esiste un ormone della fame e il suo nome è proprio terrificante: grelina. Questo brutto stronzo aumenta quando non dormiamo abbastanza. Dormire quindi non è solo di vitale importanza per il corretto funzionamento del nostro cervello, ma anche per tenere sotto controllo il peso. Le persone che dormono poco e male inoltre hanno anche carenza di leptina, l'ormone che controlla l'appetito.

Molti studi suggeriscono di dormire almeno sette ore a notte per mantenere il peso sotto controllo. Ora, quando fate la maratona di Game of Thrones per tutta la notte, domandatevi: "Vale davvero la pena prendere peso per Jon Snow?"

❖ Smettetela di fare i pantofolai

Certamente la vita sedentaria è uno dei principali motivi per cui la gente mette su peso. Guardate meno televisione e muovetevi di più. Andate a fare una passeggiata o camminate per andare a lavoro. Tutto ciò che facciamo ci fa bruciare calorie, basta fare qualcosa! Invece di sedervi sul divano dopo cena, fate una passeggiata intorno al quartiere per bruciare un po' di calorie. Non dico di non guardare mai più la tv, anche io sono un'amante dei telefilm, dico soltanto di passare meno tempo seduti e di sfruttare un po' di quel tempo per migliorare la propria vita e la propria salute.

❖ Riducete lo stress

Il cortisolo è un ormone che viene rilasciato dal corpo quando siamo stressati. Anche questo ormone porta a prendere peso, per cui fareste meglio a mantenere il vostro livello di stress al minimo. Lo stress poi può portarvi a non controllare l'appetito. Molte persone quando sono stressate tendono a mangiare di più. E questa è una delle cause più comuni di sovrappeso. Vuol dire che spesso mangiamo sotto un impulso totalmente indipendente dalla fame. Molte persone non riescono a distinguere la fame dalla fame nervosa e questo è un problema molto grave. So che non sempre è possibile, ma cercate di controllare lo stress.

❖ Non vergognatevi a chiedere aiuto

A volte, nonostante i nostri migliori sforzi, non riusciamo ad essere positivi. È del tutto normale, intorno a noi ci sono persone che hanno le nostre stesse difficoltà. Hanno problemi a gestire la fame nervosa, non sono dell'umore per allenarsi. Ognuno può avere delle difficoltà e a volte è utile lasciarsi andare e parlarne apertamente. Le persone che hanno perso l'entusiasmo magari hanno solo bisogno di qualcuno che li aiuti, che li sostenga durante un momento di smarrimento. È proprio questa la bellezza dell'avere un gruppo di supporto. Ci si aiuta l'uno con l'altro.

❖ La costanza è la chiave

Mettersi a dieta è un'espressione abbastanza brutta. Io preferisco di gran lunga "cambiare stile di vita", perché è proprio di questo che si tratta. Le diete tira e molla poi sono uno dei nemici più temibili. Il corpo si confonde e questo atteggiamento non è per niente salutare. Il nostro corpo ama le abitudini, ama la costanza. Dovete essere costanti nell'avere uno stile di vita sano se volete dimenticarvi per sempre dei chili di troppo. Non voglio dire che dovreste mangiare solo insalata come un coniglio per il resto della vita, ma semplicemente fare delle scelte più sane e intelligenti.

Mangiate le patatine per esempio, ma solo se non mangerete pasta o pane lo stesso giorno. Vi dovete approcciare ad un nuovo stile di vita e dovete essere preparati. Vi assicuro che riprenderete tutti i chili persi se tornate alle vostre care vecchie abitudini.

C'è quest'idea malsana che una volta intrapreso un percorso di cambiamento si debbano abbandonare totalmente e per sempre tutte le cattive abitudini. C'è l'idea che non ci sia il minimo spazio per il ripensamento o il dubbio.

Sapete cosa penso?

Che sono solo stronzate!

Ci sarà sempre quella vocina che vi dirà che non siete dell'umore per allenarvi o per andare a camminare, potrete sentirvi così male da voler svuotare il frigo. Ci sarà sempre quella persona che vi guarderà con la faccia scettica quando le direte che vi state allenando. La vita è così, non possiamo farci niente.

Questi pensieri negativi, questi piccoli demoni che ci divorano possono farsi strada nella nostra testa e avvelenarci. Non è un evento raro. Anzi, è più comune di quanto non pensiate. Perché pensate che le persone si arrendano così facilmente? Proprio per colpa di queste voci, quelle voci che rendono ogni vita triste e detestabile.

Ci sono molte cose nella vita che avrei voluto fare prima. Avrei voluto incontrare prima la mia compagna. Avrei voluto scrivere prima questo libro e avrei voluto avere la testa per iniziare ad allenarmi quando ero più giovane. Avrei voluto ascoltare di più le mie zie che si preoccupavano per me e per la mia salute. Avrei dovuto, avrei voluto, avrei potuto, ma non l'ho mai fatto.

Ora, lasciate che vi dica una cosa. Avete il diritto di sentirvi infelici mentre vi allenate, davvero. Avete il diritto di maledire ogni flessione, ogni affondo, ogni squat. Avete il diritto di odiare tutto questo e avete il diritto di non volere altro che mollare tutto. Quello che però non avete il diritto di fare è lasciare che tutta questa negatività vi sommerga.

Quando avete iniziato, eravate entusiasti come i bambini. È proprio questo che vi ha spinto a prendere questo libro. Volevate quella pancia piatta che tanto invidiate e dei glutei sodi. Eravate abbastanza disperati da iniziare anche a fare attività fisica per raggiungere quegli obiettivi. Certo, magari non avevate la possibilità di andare in palestra. E cosa avete fatto? Avete scelto di allenarvi a casa. Non sapevate bene come iniziare, giusto? Avete preso questo libro. E se siete arrivati fino a qui, amici miei, ce la farete fino alla fine. Fidatevi di me. Iniziare è la parte peggiore.

Quando c'è qualcosa che vi inquieta, difficilmente si riesce a guardare oltre, a guardare verso il risultato finale. Si pensa allo sforzo che ci vorrà per arrivare dall'altra parte. Si pensa ai muscoli che fanno male, al sudore, al tempo e all'energia da "sprecare" per rimettersi in forma. È del tutto normale pensare così, ma dovreste stare lontani dalle persone negativi e dimostrare a voi stessi il contrario.

Io vi ho parlato di come ho iniziato ad allenarmi, quello che non vi ho detto è quanto ho faticato per arrivare dove sono oggi.

Sono partito con la palestra, ma era tremenda. La odiavo. C'era un allenatore che mi diceva costantemente che sbagliavo ogni singolo esercizio: lì iniziò la mia frustrazione. Era tremendo dover imparare da zero tutte quelle cose e in più mi facevano sempre male tutti i muscoli.

Prima di allora non avevo mai avvertito nessun dolore, ed era proprio perché sbagliavo a fare l'esercizio. Fu terribile, non lo nego. E forse ciò che rendeva il tutto anche peggio era che gli altri continuavano a dire quanto fosse bello allenarsi in quel modo, senza però dire quanto fosse difficile arrivare al punto di divertirsi veramente. Nessuno mi aveva detto prima che sbagliavo.

Capire di aver perso mesi e mesi senza nessun risultato è una delle sensazioni peggiori che si possano provare. Tutte quelle ore buttate, tutti quegli stupidi errori che potevi evitare. Non voglio addolcire la pillola: sapete già che sarà difficile. Allenarsi fa schifo, ma i risultati saranno incredibili. L'adrenalina del dopo allenamento però vi aiuterà. Vedere i jeans che diventano sempre più larghi vi aiuterà. È una sensazione davvero soddisfacente e in tutta onestà, ne vale davvero la pena!

Ora, questa è la parte in cui vi dico che potrete fare qualsiasi cosa se ve lo mettete bene in testa.

Questo non è vero: una persona senza alcun talento musicale non può vincere The Voice. Almeno non solo con la forza di volontà.

Ma allenarsi a casa? Chiunque può farlo. Giovani, anziani, uomini e donne di qualsiasi colore. Non ci vuole nessuna abilità particolare per fare uno squat o un affondo. Serve solo un po' di pratica e le giuste informazioni.

Se non volete farlo per il vostro corpo, allora fatelo per la vostra salute.

Voglio lasciarvi con alcune parole che mi diceva sempre mio padre: "Ragazzo, non potrai mai vincere la gara se non partecipi. Non puoi pubblicare un libro se non lo scrivi e non avrai successo se non ti dai da fare per raggiungerlo. Le persone di successo hanno avuto problemi proprio come tutti gli altri. La sofferenza costa poco e se ne trova in abbondanza.

I deboli rimangono indietro mente i più forti vanno avanti e fanno tutto ciò che hanno sempre voluto fare, ma affrontano tutto quello che devono per arrivare vittoriosi al traguardo con gli occhi che brillano di soddisfazione. Se vuoi essere in forma, allenati; se vuoi avere successo, lavora sodo; e se vuoi vibrazioni positive nella tua vita, creale tu stesso perché le persone che ti circondano non ti aiuteranno".